MMS

Silvio Hellemann

MMS oder

Probieren geht über Studieren -
Geballtes Wissen aus der Praxis und für die Praxis!

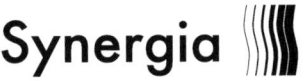

6. Auflage, 2018
Erschienen im Synergia Verlag, Basel, Zürich, Roßdorf
eine Marke der Sentovision GmbH
www.synergia-verlag.ch

Alle Rechte vorbehalten
Copyright 2016 by Synergia Verlag, Roßdorf

Umschlaggestaltung, Gestaltung und Satz: FontFront.com, Roßdorf

Vertrieb durch Synergia Auslieferung
www.synergia-auslieferung.de

Printed in EU
ISBN-13: 978-3-939272-24-3

Bibliografische Information der Deutschen Bibliothek
Die Deutsche Bibliothek verzeichnet diese Publikation in der deutschen Nationalbibliografie;
detaillierte bibliografische Daten sind im Internet unter http://dnb.ddb.de abrufbar.

„Die Medizinmänner verewigen das Krankheitselend der Menschheit, weil die Symptombekämpfung fast immer das Grundleiden verschlimmert und zur Ursache neuer Krankheiten wird. Sie betrachten die Krankheit als eine isolierte Erscheinung, die Ursache und Sitz im menschlichen Körper hat, und verstehen nicht, dass ihre Wurzeln in der gesamten Umwelt, in Luft, Wasser und Boden gesucht, dass der Tod in der Technik, in der Chemie, in der Profitgier, im Geltungswahn, im Fortschritt, im Lebensstandard bekämpft werden muss. Jede Krankheit ist nur die Folge eines Fehlers in der Lebensweise." [1]

Gustav Schwab, deutscher Autor

---

1   aus: Der Tanz mit dem Teufel

Rechtlicher Hinweis in eigener Sache

Diese Lektüre ist dazu bestimmt, Informationen in Bezug auf Methoden der gesundheitlichen Vorsorge zu vermitteln. Bei eventuell entstandenem Verlust oder Schaden, der direkt oder indirekt durch die in diesem Buch enthaltene Information verursacht wäre, sind weder Autor noch Verlag noch Vertrieb einer dritten Person gegenüber schadenersatzpflichtig oder verantwortlich. Alle Aussagen in diesem Buch basieren auf eigenen Erfahrungen und Erkenntnissen des Autors und geben seinen Wissensstand bei der Veröffentlichung dieser Ausgabe wieder. Wer sie anwendet, tut dies folglich in eigener Verantwortung. Eine Haftung des Autors bzw. des Verlages und seiner Beauftragten für Personen-, Sach- und Vermögensschäden ist deshalb ausdrücklich ausgeschlossen. Die hier beschriebenen Verfahren sind nicht als Ersatz für eine professionelle medizinische Behandlung bei gesundheitlichen Beschwerden zu verstehen. Die Wirksamkeit von alternativen medizinischen Methoden ist schulmedizinisch in vielen Fällen nicht nachgewiesen. Wie vom Gesetzgeber vorgeschrieben, weise ich ausdrücklich darauf hin, dass beim Einsatz sämtlicher hier beschriebener Methoden und Produkte ein Heilerfolg nicht garantiert werden kann. Auch ist ein wissenschaftlicher Nachweis der Wirksamkeit mit den derzeit üblichen Meßmethoden noch nicht erbracht worden. Ich weise nur auf einige Produkte und Methoden hin, die mir und anderen geholfen haben und betone hiermit ausdrücklich, dass ich keine Heilwirkungen verspreche. Alle gemachten Angaben, Ratschläge und so weiter beruhen ausschließlich auf Erfahrungen, die im praktischen Umgang damit gemacht wurden. Die Benutzung und Anwendung irgendeines der hier beschriebenen Produkte oder einer Methode sollte keinesfalls dazu führen, bei gesundheitlichen Beschwerden die Behandlung durch den Arzt oder Heilpraktiker abzubrechen.

Die Angaben, Informationen, Heilpläne und Vorschläge in diesem Buch werden nicht als Mittel empfohlen, um Krankheiten zu diagnostizieren oder gar zu heilen. Wenden Sie sich in allen gesundheitlichen Belangen an Ihren Arzt. Silvio Hellemann ist kein Mediziner. Weder der Verleger noch der Autor erteilen direkt oder indirekt medizinische Ratschläge

Fette Warnung:

Wer dieses Mach-Werk liest tut dies auf eigene Gefahr, denn dieser Leitfaden ist weder politisch korrekt geschweige denn opportun.[2] Im Gegenteil: Er verstößt gegen die uns als Gesellschaft aufoktroyierte „political correctness", da er sich keines vorauseilenden Gehorsams befleißigt. Für eventuelle Erschütterungen und Risse Ihres sorgfältig zementierten Weltbildes kann daher keine Haftung übernommen werden.

---

2   Vielleicht wird dies ja mit einem Quäntchen Glück indiziert und dadurch erst recht zum Hit?! Schließlich fußt die Karriere von Jan van Helsing auch auf dem Index.

Inhaltsverzeichnis

Anstelle eines Vorworts:
Die Gebrauchsanleitung für diesen Leitfaden

Warum wohl geht Probieren über Studieren? Aus dem ganz einfachen Grund, weil ein Gramm Praxis deutlich mehr wiegt als ein Kilo krauser Theorie. Dies hier ist ein ganz pragmatischer Leitfaden, denn in der Kürze steckt die Würze, und er wurde mit viel Enthusiasmus, Liebe zur Sache und den allerbesten Wünschen für seine wissbegierigen Leser geschrieben. Diese fallen aus Sicht des Autors grob betrachtet in folgende Kategorien:

1. Anwender, die ihre bereits bestehenden Kenntnisse verbessern wollen
2. Neugierige und Querdenker, die gerne wissen wollen, was los ist
3. Leute, denen es völlig schnuppe ist, wodurch sie gesund bleiben, solange es denn hilft (und bezahlbar ist)
4. Verzweifelte und Austherapierte, auf die es die Schulmedizin aufgegeben hat (und umgekehrt!) und die definitiv woanders eine Lösung suchen

Dieser Leitfaden wurde garantiert nicht für engstirnige Menschen geschrieben, die kritiklos glauben, was man ihnen medial vorkaut und lieber wissenschaftlich korrekt krepieren als unwissenschaftlich zu gesunden. Wer nicht wagt, nicht gewinnt. Wenn Sie zur hartleibigen Fraktion der Besserwisser und Ignoranten gehören sollten, dann klappen Sie bitte an dieser Stelle sofort das Buch wieder zu und schenken es jemandem, der unter die Punkte 1 bis 4 fällt. Der wird es Ihnen danken!

Merke:

„Wer die Gesundheit erwerben will, der muss sich von der Menge der Menschen trennen, denn die Masse geht immer den Weg gegen die Vernunft und versucht immer, ihre Leiden und Schwächen zu verbergen. Lasst uns nie fragen: Was ist das Übliche, sondern: Was ist das Beste?"

Seneca, römischer Philosoph, Staatsmann und Dichter[3]

---

3   Eigentlich: Lucius Annaeus Seneca (um 4 v. Chr. bis 65 n. Chr.)

Aus der Praxis und für die Praxis

Kapitel I

Parasiten platt machen

„Die medizinische Wissenschaft hat in den letzten Jahrzehnten so unge-
heure Fortschritte gemacht, dass es praktisch keinen gesunden Menschen
mehr gibt."

Aldous Leonard Huxley (1894-1963), englischer Schriftsteller

Ab und an trifft man im wirklichen Leben auf Menschen, auf welche
das alte römische Sprichwort „Nomen est Omen"[4] wirklich voll zutrifft.
Einer davon ist definitiv der reichlich untypische Amerikaner Jim Humble.[5] Der Goldsucher, der sich selbst ganz bescheiden als „Erfinder"[6]
bezeichnet, entdeckte zufällig beim Schürfen im südamerikanischen
Dschungel eine effektive Methode sich mittels einer altbekannten
Haushaltschemikalie von jetzt auf gleich seiner „unheilbaren" Malaria
zu entledigen. Er ließ es sich labortechnisch attestieren. „Jim Humble
gehörte zu den ersten, die verrückt oder verzweifelt genug waren, ein
herkömmliches Wasserdesinfektionsmittel selbst einzunehmen, weil sie
glaubten (oder hofften), dessen Chemismus würde auch die Mikroben

---

4   lat.: Der Namen sagt alles.
5   Humble (engl.): demütig, bescheiden
6   „Mir ist bewusst, dass ich nicht alles weiß und dass ich keineswegs einer der größten Wis-
    senschaftler der Welt bin. Ich bin gar kein Wissenschaftler, sondern nur ein Erfinder. Erfin-
    der allerdings haben mehr wichtige Veränderungen herbeigeführt als jede andere Gruppe.
    Für die wirklich einschneidenden Dinge sind meist Erfinder verantwortlich; danach erst
    kommen die Wissenschaftler, um an diesen Erfindungen zu feilen. Genau darauf hoffe ich:
    dass möglichst viele Wissenschaftler meine Erfindung verbessern werden." (www.jim-hum-
    ble-mms.de)

im Körper abtöten. Sie hatten recht, obwohl stabilisierter Sauerstoff noch nicht optimal wirkte, weil er nur eine Erfolgsrate von ungefähr 70 Prozent aufwies."[7]

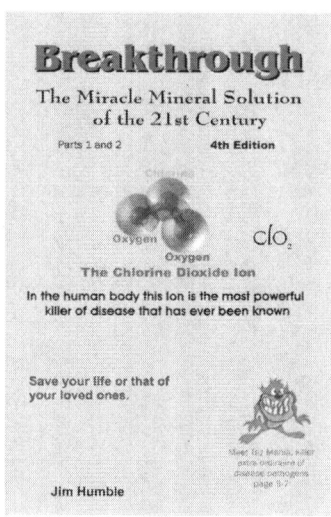

Das vorläufige Ergebnis beeindruckte ihn immerhin so sehr, dass er auf eigene Kosten weiterforschte um in seine Entdeckung System zu bringen. Als er so weit war schrieb er ein inspirierendes Buch,[8] in dem seine wichtige Entdeckung – von ihm MMS genannt – detailliert beschrieben wird. Sein fertiges Werk stellte er anschließend ins Internet, wo man es sich nach wie vor gratis besorgen kann.[9]

Sein Buch wurde bald zu so einer Art „Underground Hit" mit Tausenden von Downloads weltweit. Ich traf Anfang 2008 bei einer meiner Recherchen ebenfalls darauf, fand aber nicht die Muße, mich näher damit zu beschäftigen. Irgendwie klangen Jims Behauptungen in

7   s. www.jim-humble-mms.de/mmsnatriumchlorit/geschichtemms/index
8   Jim Humble: MMS - The Breakthrough
9   s. u.a. www.jimhumblemms.de

meinen Ohren auch reichlich reißerisch. Die Heilung von Malaria, AIDS und anderen unheilbaren „Wehwehchen" mittels simpelster Mittelchen? Wobei die Kosten auch noch bei „Next to Nothing" rangieren sollten? Das war doch reichlich „amerikanisch", garantiert so ein typischer US-Hype im Stile des „The Next Big Thing", und sollte zumindest sorgfältig geprüft werden. Einen Haken musste es geben, bloß fand ich den nicht gleich, und das verunsicherte mich. Außerdem tat ich mich als überzeugter Anhänger der Naturmedizin schwer damit, dubiose Chemikalien zu schlucken, auf deren Verpackungen amtlicherseits Warnungen und Giftsymbole gedruckt werden.

Meine anfängliche Skepsis verlor sich jedoch schnell, als ich wochenlang an einer quälenden Bronchitis laborierte, die ich systematisch verschleppt hatte. Wie konnte ich bloß ohne die klassische Karachomedizin gesunden? Es musste bald etwas geschehen, das war schon klar, aber was? Kurz drauf traf ich eine alte Bekannte, die mich sofort auf MMS („Miracle Mineral Supplement") hinwies und die auch im Besitz beider benötigter Chemikalien war. Ich hatte nicht viel außer einem hartnäckigen Husten, Heiserkeit, etwas Skepsis und ein paar überflüssigen Vorurteilen zu verlieren und machte deshalb einen beherzten Einstieg. Der war wie zumeist im Leben schwer, denn MMS schmeckte in etwa so, als ob man in Zeitlupe in einem völlig überchlorten Pool ersaufen würde. Das (bisher noch)[10] frei erhältliche Zeug ($NaClO_2$) wurde nach den Empfehlungen Humbles mit einer Säure gemischt[11] um so nach 3-4 Minuten Reaktionszeit seine Wirkung ganz erheblich zu steigern. Und das geschah in der Tat, denn nach wenigen Tagen war meine Bronchitis definitiv verschwunden. So ganz nebenbei wurde mein geplagter Magen

---

10   In Kanada wurde MMS im Mai 2010 von der Behörde Health Canada verboten, und vor dem Produkt gewarnt. Die US-amerikanische Food and Drug Administration (FDA) warnte am 30. Juli 2010 vor der Einnahme von MMS, da das Mittel industrielle Bleichmittel enthalte und es zu erheblichen Gesundheitsschäden kommen könne. Was sagt uns das wohl über die Wirksamkeit von MMS? In vielen Internet-Foren wird auch schon übel kolportiert. Der Codex alimentarius wird mit dem 31.12.2009 den Zugang dazu und darüber hinaus generell alle orthomolekularen Produkte insbesondere in der EU ab 2011 verbieten. Danach werden Vitamine und Minerale in hoher Qualität rezeptpflichtig, falls sie überhaupt noch erhältlich sind. (s. www.anti-zensur.info > Dr. Rima E. Laibow)

11   mit 10%iger Zitronensäure im Verhältnis 1:5

besser, was vermutlich daran lag, dass der Helicobacter,[12] ein saudummes Bakterium, das unter Umständen fiese Magengeschwüre auslösen kann, endgültig abgehimmelt hatte.

Nachdem ich mich durch die Ergebnisse gründlich davon überzeugt hatte, dass das erste M von MMS berechtigterweise für „Miracle" (engl.: das Wunder) steht, ging ich anschließend aufs Ganze. Das letzte Gefecht gegen meine belastenden Schmarotzer aus langen Asienreisen wurde eröffnet, und eine wahre Schlammschlacht tobte über vier Monate. Langsam aber sicher befreite ich mich im wahrsten Sinne des Wortes von jeder Menge Mist. Das war nicht immer angenehm, denn manch ein paranoider Parasit rang zäh um seine Daseinsberechtigung, die ich ihm ja endgültig entziehen wollte, aber im Endeffekt wurde ich ihn samt und sonders los. Irgendwann sah ich im Stuhl sogar öfters Wurmeier. Mit der Zeit erlebte ich zahlreiche unverhoffte „Nebenwirkungen" auf, die mir anfänglich in der Hektik des Geschehens nicht einmal besonders auffielen. So gingen kleine Krampfäderchen zurück, die Stirnhöhlen wurden frei und die Sicht besserte sich, nachdem anscheinend unerwünschte Leberekel endgültig in ihr Nirwana verbannt worden waren. Und die üblichen Verdauungsbeschwerden? Da konnte ich nun wirklich drauf sch....

Alles in Allem gefiel mir die Wirkung von MMS so gut, dass ich anschließend mit der externen Behandlung weiter machte. Ich putze mir seither regelmäßig die Zähne (und den Gaumen) mit einer Mischung aus je drei Tropfen und siehe: Die paar mir verbliebenen Beißerchen bleiben schön weiß, und das elendige Zahnfleischbluten hörte zum Erstaunen meines Zahnarztes ebenfalls in Rekordzeit auf. Die Karies ist längst zu einem Gespenst aus der Vergangenheit mutiert. Aber bei aller Sympathie

---

12   Helicobacter pylori (früherer Name: Campylobacter pylori), spiralförmig gewundenes, begeißeltes, gramnegatives Bakterium, das u. a. eine Magenschleimhautentzündung (Gastritis) verursacht. Das 0,3 bis 0,5 Mikrometer lange Bakterium wurde 1982 entdeckt: Mediziner isolierten es aus der Magenschleimhaut von Patienten mit chronischer Gastritis und züchteten es für Forschungszwecke im Labor. Helicobacter pylori ist weltweit verbreitet und befällt sowohl Tiere als auch Menschen. Eine Infektion findet zumeist bereits im Kindesalter statt, der Infektionsweg ist unbekannt. (Quelle: Microsoft ® Encarta ® 2006 © 1993-2005)

für Jim Humble und aller Begeisterung für MMS muss gesagt werden, dass der gute Mann vermutlich aufgrund der drängenden Eile (und emsigen Verfolgung) nicht alle Zusammenhänge erschöpfend dargestellt hat. Auch ergaben sich im Laufe der Zeit – und mittlerweile reden wir von Jahren – jede Menge neuer Ansatzpunkte aus den zahlreichen Erfahrungen vieler freiwilliger „Versuchskaninchen", die Jim natürlich bei der Drucklegung aus schierer Unkenntnis nicht berücksichtigen konnte. Deshalb musste dieser Leitfaden auf der erweiterten Basis gesammelten Wissens endlich einmal geschrieben werden.

Es ist ein Unterschied, ob man eine Linie hat oder auf den Strich geht, aber wenn ich mir die ganze Bandbreite meiner bisherigen Erfahrungen mit MMS1 wertfrei ansehe, dann ist meine Position, da bin ich absolut ehrlich, die folgende: Lieber wäre mir eine gestandene Naturmedizin oder ein Nahrungsergänzungsmittel, welche Ergebnisse wie MMS zeitigen, aber solange es die nicht gibt, bin ich im Zweifelsfalle im Eigeninteresse korrupt genug, um unter Vorbehalt auf die Chemie zurück zu greifen. In dubio pro reo.[13]

---

13   lat.: Im Zweifelsfalle für den Angeklagten

Kapitel II

Quer Beet für Quereinsteiger

„Eine der Definitionen für Geisteskrankheit lautet: Immer wieder das Gleiche zu tun und dann doch ein anderes Resultat zu erwarten."

Albert Einstein, Physiker

Nun, Senecas im Vorspann gestellte Frage lässt sich inzwischen guten Gewissens beantworten, denn dank des Internet verbreiten sich gute (und vor allem schlechte) Nachrichten weltweit in Windeseile. Früher wurden sie per Rauchzeichen, dann per Pony-Express oder Telegrafen weiter gegeben. Der große Vorteil zu vergangenen Epochen liegt klar auf der Hand: Es werden heutzutage mehr Menschen in kürzerer Zeit umfangreicher informiert, und vor allem auch an abgelegenen oder politisch absichtlich abgeschotteten Orten, wo selbst Internetzensur kein Thema ist, das man diskutieren dürfte. Wenn Sie also etwas entdeckt hätten, das Ihrer Meinung nach alle wissen sollten, ein Wissen, das unbeabsichtigt gegen die finanziellen Interessen mächtiger Konzerne verstößt, dann würden Sie es vermutlich im Internet platzieren, so wie Wikileaks[14] es auch immer wieder tut. Und die gewohnte Mund-zu-Mund-Empfehlung würde den Rest per E-Mail, twitter und face-book schon erledigen, stimmts?

Und genau das tat Jim Humble, der Entdecker des MMS. Bevor er während seiner langwierigen Goldsuche in den Dschungeln Guayanas an Malaria erkrankte, hatte er früher als Wissenschaftler mal eine Zeitlang am NASA-Marsmobile mit herumgeschraubt. Auch an den Atomtests der Fünfziger wirkte er mit, doch nun steckte er fest. Was blieb ihm in der unhaltbaren Situation übrig? Angesichts der Tatsache, dass diese

---

14   oder auch www.cryptome.org; www.wikileaks.org, www.lobbypedia.de

gefürchtete Tropenkrankheit als „unheilbar" gilt und in vielen Fällen auch noch ziemlich schnell tödlich endet, schluckte er die einzige Chemikalie, die er genau genommen zur Wasseraufbereitung dabei hatte: stabilisierten Sauerstoff.[15] Das Zeugs wird seit Jahrzehnten weltweit zur Desinfektion gerade auch von kommunalen Wasserwerken eingesetzt. Es wurde auch lange in US-Gesundheitsshops vertrieben, weil man irrtümlich annahm, der Sauerstoffanteil des Gemisches habe eine heilsame Wirkung. Und das erhoffte Wunder geschah, die Malaria verschwand.[16]

Innerhalb kürzester Zeit sprach sich Jims Spontanheilung im feuchten Regenwald weit und breit herum, und bald konnte er sich vor den Nachfragen seiner zahlreichen Leidensgenossen nicht mehr retten. Klar doch, Humble kurierte zuverlässig innerhalb von Tagen circa 70% aller „unheilbar" Erkrankten – und das für lächerlich geringe Beträge hinterm Komma. Das war und ist in manchen Augen ein ziemlicher Skandal weil Geschäftsschädigend. Und so kam es, dass der guayanischen Regierung hinter den Kulissen massiv angedroht wurde, alle pharmazeutischen Lieferungen ins Land komplett einzustellen, wenn sie nicht diesen Verrückten, der überall kostenlos die Malaria heilte, aus dem Verkehr zögen.

Ohne Gold aber gesund ging „Snake Oil" Humble[17] nach seiner unerwarteten Ausweisung zurück in die Vereinigten Staaten von Amerika und setzte sich das ehrgeizige Ziel, endgültig heraus zu finden, wie er aus der zufälligen Entdeckung im Dschungel möglichst noch bessere Ergebnisse erzielen könne. Mit seinen eigenen Worten: „Ich muss zugeben, dass ich nichts wirklich Geniales gemacht habe; ich habe bloß mit meinem rudimentären Wissen in der Chemie der Metallurgie herumgespielt. Hinzu kommt, dass ich 25 Jahre lang als Versuchsingenieur in der Luftwaffenindustrie tätig war und dabei A-Bomben-Tests und

---

15   Dabei verbinden sich Chlor und Sauerstoff zu einem Molekül aus fünf Atomen (ClO4), dessen Oxidationswirkung so stark ist, dass die Keime im Wasser abgetötet werden. Dazu reichen ungefähr sechs Tropfen dieser Lösung auf einen Liter Wasser aus.

16   Durch den Kontakt mit der Magensäure bildete sich Chlordioxid. Aufgrund der hohen Verdünnung ist die Konzentration zwar sehr gering, zeigte aber dennoch bei den vermutlich weniger schwer erkrankten Kollegen eine heilsame Wirkung.

17   So titulieren die MMS-Gegener Jim Humble. Snake Oil (Schlangenöl) soll ihn als Quacksalber verunglimpfen.

Ähnliches durchgeführt habe. Ich hatte, was Tests anging, also eine gewisse Erfahrung. So probierte ich gut ein Dutzend Säuren in 100 verschiedenen Kombinationen aus."[18] Soviel Fleiß und Ausdauer wurden schließlich belohnt, und etliche Monate später wusste er wie es im Prinzip funktionierte: „Der stabilisierte Sauerstoff, erkannte ich, zersetzte sich, weil das Wasser seinen Basenwert senkte (ihn neutraler werden ließ). Ich hatte zunächst nur 10 Tropfen ins Glas gegeben, und beim nächsten Mal nahm ich 20 Tropfen und fügte etwas Essig hinzu, weil dieser Essigsäure enthält, die den Basenwert des stabilisierten Sauerstoffs noch weiter senken würde als das Wasser. Dieses Mal wartete ich 24 Stunden. Das Wasser roch deutlich nach Chlor."[19] Besser gesagt, das Chlorgas schwebte sachte in der Luft über der Mischung. Aber das war es noch nicht.

Tausende von Experimenten später fand Jim heraus, „was Experten schon lange wussten, dass nämlich ein ganz ähnliches Molekül eine noch viel stärkere oxidative Wirkung besitzt als stabilisierter Sauerstoff: Es ist das aus einem Chlor- und zwei Sauerstoffatomen bestehende Chlordioxid (ClO_2). Es wird seit gut hundert Jahren zur chemischen Wasserreinigung

---

18   Jim Humble: MMS - Der Durchbruch (S. 22, Mobiwell Verlag; 2008)
19   ibid.

benutzt.[20] Außerdem setzt man es in der Lebensmittelindustrie schon lange als bakterizides Entkeimungsmittel ein, ebenso in öffentlichen Schwimmbädern und Wasserversorgungen. In den USA wird Chlordioxid des Weiteren zur Desinfektion von Rinder-, Hühner-, und anderem Fleisch verwendet. Als 2001 diverse Bürogebäude der amerikanischen Administration mit Anthrax (Milzbrand) verseucht wurden, benutzte man zur Dekontamination der Räumlichkeiten vor allem Chlordioxid. Es kam auch nach dem Wirbelsturm Katrina[21] in jenen Häusern zum Einsatz, wo sich wegen der Überflutungen giftiger Schimmelpilz an den Wänden gebildet hatte. Der Grund für die vielseitigen Anwendungsmöglichkeiten liegt auf der Hand: 1999 ließ die Amerikanische Gesellschaft für Analytische Chemie[22] verlauten, „Chlordioxid sei der wirksamste Bakterienkiller, den die Menschheit kenne."[23]

---

20   EPA Guidance Manual Alternative Disinfectants and Oxidants, April 1999:
Advantages
· Chlorine dioxide is more effective than chlorine and chloramines for inactivation of viruses, Cryptosporidium, and Giardia.
· Chlorine dioxide oxidizes iron, manganese, and sulfides.
· Chlorine dioxide may enhance the clarification process.
· Taste and odors resulting from algae and decaying vegetation, as well as phenolic compounds, are controlled by chlorine dioxide.
· Under proper generation conditions (i.e., no excess chlorine), halogen-substituted DBPs are not formed.
· Chlorine dioxide is easy to generate.
· Biocidal properties are not influenced by pH.
· Chlorine dioxide provides residuals.
Disadvantages
· The chlorine dioxide process forms the specific byproducts chlorite and chlorate.
· Generator efficiency and optimization difficulty can cause excess chlorine to be fed at the application point, which can potentially form halogen-substitute DBPs.
· Costs associated with training, sampling, and laboratory testing for chlorite and chlorate are high.
· Equipment is typically rented, and the cost of the sodium chlorite is high.
· Measuring chlorine dioxide gas is explosive, so it must be generated on-site.
· Chlorine dioxide decomposes in sunlight.
· Chlorine dioxide must be made on-site.
· Can lead to production noxious odors in some systems.
21   2005
22   Chlorine Dioxide is "The Most Powerful Pathogen Killer Known To Man" (American Society of Analytical Chemists; 1999)
23   s. www.jim-humble-mms.de

24

Das alles brachte Jim nach und nach auf die richtige Fährte. Was er schlussendlich herausfand war, dass man Natriumchlorit mit einer Speisesäure aufmengen musste, um wieder an das ursprüngliche ClO_2 zu kommen. In weiteren Versuchsreihen fand er schließlich auch noch das optimale Mischungsverhältnis heraus. Auf einen Tropfen $NaClO_2$ musste man fünf Tropfen zehnprozentige Zitronensäure nehmen.[24] Und damit man das ganze Gebräu möglichst problemlos hinunter bekam, experimentierte er anschließend auch noch mit diversen Obstsäften.[25]

Das chemische Endprodukt[26] nannte er schlicht und ergreifend „Miracle Mineral Supplement" (MMS),[27] denn es grenzte ja wohl schon an ein Wunder, wenn uralte Haushaltschemikalien, die seit Jahrzehnten weltweit in Krankenhäusern zur Desinfektion dienen, nun aufgrund eines minimalen Zusatzes von Essig bei innerer Einnahme plötzlich unheilbare Krankheiten beseitigten. Im Grunde logisch: Der eigentliche Wirkstoff dahinter ist und bleibt stets das Chlordioxid, denn da unsere Körper aus über 70% Wasser bestehen, muss ja zwingend nach dessen Einnahme etwas passieren. Es kann nicht nichts passieren, schließlich gilt ClO_2 nicht aus Versehen als der stärkste bekannte Oxidator. Das heißt im Endeffekt nichts anderes, als dass alles, was im Organismus anaerob (also unter Sauerstoffausschluss) existiert (wie eben Bakterien, Viren und Parasiten) beim Aufeinandertreffen mit dem Chlordioxid augenblicklich beseitigt wird. „Was in Fußpilzversuchten Schwimmbädern wirkt, sollte auch den menschlichen Körper von unerwünschten Mikroben säubern können. Davon ist der amerikanische Arzt Dr. Thomas Lee Hesselink überzeugt. Seiner Ansicht nach könnte Chlordioxid, in richtiger Weise dosiert und im Körper selbst erzeugt, zu eines der machtvollsten Antibiotika werden. Und das, ohne dem Körper zu schaden."[28] MMS ist, das muss ganz klar gesagt werden, ein „Serienkiller". Es heilt nicht – wie auch? – aber es räumt dem angeschlagenen Immunsystem

---

24   also ein Mischungsverhältnis von 1:5
25   „Verwenden Sie nur Apfel-, Trauben-, Ananas- oder Cranberrysaft ohne Vitamin-C- oder Ascorbinsäure-Zusatz." (www.jimhumblemms.de)
26   Bei einer zehnprozentigen Säure dauert die „Aktivierung" mindestens 3 min, damit sich die nötige Konzentration bilden kann.
27   In etwa: Wundersame Mineralienergänzung
28   s. www.zeitenschrift.com

jede Menge überflüssigen Mistes aus dem Weg, so dass es endlich einmal zur Abwechslung zur absoluten Höchstform auflaufen und seine Aufgaben gründlich erledigen kann. Und dann dürfen wir auf ein oder zwei ganz private Wunder hoffen. Versprechen kann man natürlich nichts. Jede Krankheit ist wahrscheinlich mehr oder minder schwer heilbar, aber leider nicht jeder Kranke.[29]

Parasiten des Menschen

Zu den Parasiten des Menschen gehören Viren, Rickettsien, Bakterien, Pilze, Protozoen und Würmer. Viren und Rickettsien zählen nicht zu den Lebewesen, da sie nicht zu einer eigenständigen Vermehrung in der Lage sind, verbreiten sich jedoch von einem Wirt zum anderen und erhalten von ihm auch ihre gesamten Nährstoffe. Bakterien und Pilze rufen beim Menschen die meisten bekannten Infektionskrankheiten hervor. Protozoen sind ebenfalls wichtige Krankheitserreger. Die Schlafkrankheit beispielsweise, die oftmals tödlich endet, wird von einzelligen Geißeltierchen der Gattung Trypanosoma hervorgerufen. Arten der Gattung Plasmodium verursachen Malaria, eine der häufigsten Tropenkrankheiten (siehe Tropenmedizin). Die Schistosomiasis (auch Bilharziose genannt), eine schwere Tropenkrankheit, wird von Leberparasiten hervorgerufen (siehe Saugwürmer). Verschiedene andere Würmer sind ebenfalls Parasiten des Menschen (siehe Plattwürmer; Fadenwürmer). Die Bekämpfung am Menschen parasitierender Organismen kann medikamentös erfolgen – sie kann sich aber auch auf indirektem Weg gegen Zwischenwirte richten: So kann man die Verbreitung der Malaria durch die Bekämpfung von Stechmücken eindämmen. (Quelle: Microsoft® Encarta® 2006 © 1993-2005)

---

29 Bitte beginnen Sie nie mit einer Dosis von 15 Tropfen! Die meisten Menschen werden von 15 Tropfen als Erstdosis sehr krank. Halten Sie sich strikt an das Standardprotokoll oder auch an Claras Protokoll.

26

Nachdem Jim Humble seine Entdeckung zufrieden stellend perfektioniert hatte, flog er sofort nach Afrika, um dort kostenlos den Ärmsten der Armen zu helfen. Bei den dortigen AIDS-Kliniken sammelte er jede Menge Austherapierte auf, die laut Schulmedizin nur noch ein paar Tage zu leben hatten. Er fragte sie ganz einfach, ob sie das Handtuch schmeißen wollten oder doch lieber noch etwas anderes ausprobieren wollten. Natürlich standen die amtlich Abgeschriebenen bald in langen Schlangen für ihre Dosis MMS an. Humble hatte großen Erfolg mit seiner neuen Rosskur,[30] denn die meisten Sterbenskranken leben trotz der verabreichten Megadosen munter immer weiter, und viele von ihnen trugen aus tief empfundener Dankbarkeit das neue Wissen in die letzten Winkel der afrikanischen Entwicklungsländer. Wie üblich folgte ihnen regelmäßig der Ärger mit lokalen Behörden, die doch eigentlich dazu verpflichtet sind, der Bevölkerung, auf deren breiten Rücken sie schließlich saugut leben, zu dienen.[31]

Insgesamt ist die Geschichte der Entdeckung und Verbreitung des MMS natürlich um einiges länger und auch wesentlich komplizierter verlaufen, als ich hier in groben Zügen skizziert habe, aber für unsere Zwecke mag es reichen. Doch lassen wir Jim Humble persönlich zu Wort kommen. Hier ein kleiner Ausschnitt aus einem Interview, das Bill Ryan vom unabhängigen Project Camelot[32] mit ihm 2008 in Deutschland führte:

„JH: (…) Chlordioxid oxidiert nur Krankheitserreger und keine gesunden oder nützlichen Körperelemente. Deshalb braucht sich auch niemand Sorgen zu machen. MMS hat keine Nebenwirkungen. Es zerfällt nicht in schädliche Stoffe, sondern verwandelt sich nach zwei bis vier Stunden in Chlorid. Und das ist nichts anderes als Tafelsalz. Es entsteht aber nur eine verschwindend geringe, unbedenkliche Menge an Salz. Eine Dosis Chlordioxid ergibt ungefähr zwei, drei Körnchen Tafelsalz,

---

30 mittels Infusion
31 Es gibt löbliche Ausnahmen: Tansania, Malawi, Kenia, Uganda und Sierra Leone. (s. auch: www.abovetopsecret.com)
32 www.projectcamelot.net und www.jimhumblemms.de.

mehr nicht. Es hinterlässt also nichts, was Nebenwirkungen erzeugen könnte.

BR: Was können Sie allen, die zwar schon von MMS gehört haben, aber wissenschaftlich nicht so bewandert sind, über die konkrete Wirkungsweise von MMS sagen? Wenn Sie sagen, dass es Erreger abtötet, meinen Sie dann schädliche Viren[33] und Bakterien?[34]

JH: (…) Das Besondere daran ist, dass Chlordioxid zwar ein weit schwächeres Oxidationsmittel als Ozon und Wasserstoffperoxid ist, aber dennoch eine größere Kapazität aufweist: Es kann mehr Erreger oxidieren. Es kann zwar nicht die gleiche Bandbreite an Stoffen oxidieren, die Ozon oxidieren kann, aber es kann dafür die zwei- bis zweieinhalbfache Menge an Erregern oxidieren. Chlordioxid oxidiert nicht viele Stoffe, aber bei denen, die es oxidiert, legt es eine enorme Kraft an den Tag. Chlordioxid ist wie Sprengstoff und nicht etwa nur in großen Mengen effektiv, um Häuser in die Luft zu sprengen, sondern es wirkt vor allem auch in kleinen Dosen. Es jagt alles in die Luft, was es oxidieren kann.

Es tötet einen Erreger dadurch, dass es dessen Hülle zerstört. Ein Antibiotikum muss auf genau den Krankheitserreger abgestimmt sein, den

---

33 „Viren (lateinisch virus: Gift), infektiöse Partikel ohne eigenen Stoffwechsel, die aus genetischem Material (siehe Nucleinsäuren) bestehen, das von einer Schutzhülle umgeben ist. (…)Der Begriff Virus wurde erstmals in den neunziger Jahren des 19. Jahrhunderts geprägt, um Krankheitserreger zu bezeichnen, die kleiner als Bakterien sind. Viren sind eine Zwischenform zwischen belebter und unbelebter Materie. Innerhalb lebender Zellen können sie sich sehr zahlreich vermehren und dabei ihren Wirt schädigen. Es sind Hunderte von Viren bekannt, die bei Menschen, Tieren (siehe Tierkrankheiten), Pflanzen (siehe Pflanzenkrankheiten) und Bakterien eine Vielzahl unterschiedlichster Krankheiten bzw. Schäden hervorrufen." (Quelle: Microsoft® Encarta® 2006 © 1993-2005)

34 „Ungefähr 200 Bakterienarten sind pathogen (krankheitserregend) für den Menschen. Die Pathogenität der einzelnen Arten ist sehr unterschiedlich und hängt sowohl von der Virulenz (der schädlichen Aktivität) der einzelnen Art als auch vom Zustand des Wirtsorganismus ab. Zu den virulenteren Bakterien zählen beispielsweise die Erreger von Cholera, Tetanus, Gasbrand, Lepra, Pest, Ruhr, Tuberkulose, Syphilis, Typhus, Diphtherie, Brucellose und einigen Formen der Lungenentzündung. Bis zur Entdeckung der Viren hielt man Bakterien für die Erreger aller Infektionskrankheiten." (Quelle: Microsoft® Encarta® 2006 © 1993-2005)

es abtöten soll, weil es in den Erreger eindringen und seinen Zellkern deaktivieren muss. Chlordioxid aber brennt dem Erreger buchstäblich ein Loch in den Pelz. Und deshalb wird kein Erreger je eine Resistenz gegen Chlordioxid entwickeln können. Gegen Viren geht Chlordioxid etwas anders vor. Anstatt den Kern des Virus anzugreifen, verhindert es die Bildung bestimmter Virusproteine. Und wenn sich diese Proteine nicht bilden können, führt das sehr bald zum Tod des Virus. Chlordioxid tötet also sowohl Bakterien als auch Viren ab. Es geht auch gegen Pilze und verschiedene weitere Krankheitserreger im Körper vor.

BR: Tötet es auch Parasiten ab?

JH: Ja, auch Parasiten; alle Arten von Parasiten und dies sehr schnell. Auch Malaria wird ja von einem Parasiten ausgelöst. Und für gewöhnlich erholt sich ein Malariapatient binnen vier Stunden von der Krankheit. Malaria ist eine der schliMMSten Krankheiten überhaupt, und sie ist innerhalb von vier Stunden zu besiegen. Es ist nicht etwa so, dass wir nur glauben, MMS hilft. Ich selbst habe 2.000 Menschen behandelt, und die Leute, die ich im Umgang mit MMS geschult habe, haben wiederum ihrerseits mehr als 100.000 Menschen behandelt. Von 100.000 Malariakranken sterben normalerweise etwa 400. Von den 100.000 Menschen aber, die mit MMS behandelt wurden, ist kein Einziger gestorben."[35]

Jim Humble schrieb nach der Fertigstellung seiner Versuche ein sehr ehrliches und persönliches Buch über seine vielfältigen Erfahrungen mit dem Titel „MMS: Der Durchbruch",[36] das er nach der Fertigstellung kostenfrei ins Internet stellte. Nach einer gewissen Anlaufzeit wurde der download[37] dank zahlreicher Weiterempfehlungen immer noch bekannter. Sein Werk wurde bald auf allen fünf Kontinenten tausendfach herunter geladen und ist mittlerweile (2010) bereits in der vierten

---

35   www.nexus-magazin.de (Februar/März 2009 NEXUS 21)
36   engl. Titel: Jim V. Humble: "Breakthrough – The Miracle Mineral Solution of the 21. Century" (Part 1+2; 4. Auflage; 2006)
37   www.miraclemineral.org

Auflage erschienen.[38] Es kann über Jims hiesigen Verleger auch auf Deutsch bezogen werden.[39] MMS1 ist ein weltweiter Erfolg, und das nicht zuletzt wegen Jim Humbles Großherzigkeit. Er verkauft ja noch nicht einmal persönlich MMS, sondern widmet sich ausschließlich der weiteren Erforschung und Verbreitung seines Lebenswerks. In einer gerechten Welt hätte er jedenfalls längst den Friedensnobelpreis für seine Arbeit erhalten. Aber, sieht man genauer hin mit welch „ehrenwerter Gesellschaft"[40] er sich diesen Ruhm in alle Ewigkeit würde teilen müssen, dann wäre ihm doch wohl eher der „alternative Nobelpreis" zu wünschen.

---

38   „MMS destroys at least 95% of the diseases of mankind: MMS destroys cancer and all
      the rest of the diseases that you or your loved ones might ever get. More than 5 million
      people have used MMS. More than 150 thousand books have been sold in Germany alone
      and it has been translated to over 18 languages, including Russian, Japanese, and Chinese,
      and is selling in most European countries. More than 50 thousand books have sold in the
      US. More than 5 million free MMS books have been downloaded. At least 200,000 lives
      have been saved to date." (Quelle: http://genesis2church.com/)

39   www.mobiwell.com, s. auch www.syntropia.de

40   z. B. H. Kissinger, A. Gore, Barry Soetoro (aka B. Obama), M. Begin, UNO

Kapitel III

Was MMS ist und was schon mal nicht

„Was bringt den Doktor um sein Brot?
a) die Gesundheit und b) der Tod.
Drum hält der Arzt, auf dass er lebe
uns zwischen beidem in der Schwebe."

Eugen Roth, deutscher Humorist

Sie werden es schon gemerkt haben: Inzwischen gibt es zwei verschiedene MMS. Eines, das alle kennen und von dem hier hauptsächlich die Rede ist (auch als MMS1 bezeichnet) und MMS2, mit dem ich bisher noch keine Erfahrungen sammeln durfte. Doch möchte ich es der Vollständigkeit halber an dieser Stelle abhandeln, bevor wir uns dem Klassiker zuwenden. Es war ein Freund Humbles, der ihn nach den ersten Versuchen mit Calciumhypochlorit[41] auf diese Möglichkeit ansprach. „Die verschiedenen Krankheiten können sich tief in das Gewebe des Körpers verstecken, aber die Hypochlorsäure ist eine Flüssigkeit, die langsam tiefer und tiefer in das Gewebe eindringt bis es auf Pathogene trifft. Das Molekül der Hypochlorsäure erkennt das Protein in einem Pathogen-Molekül, es lässt sofort sein Sauerstoffmolekül frei, und es verändert sich

---

41   Trinkwasserverordnung; 1. Abschnitt (§1); Beschaffenheit des Trinkwassers: (4) In Trinkwasser, das mit Chlor, mit Natrium-, Magnesium- oder Calciumhypochlorit oder mit Chlorkalk desinfiziert wird, muss außerdem nach Abschluss der Aufbereitung ein Restgehalt von mindestens 0,1 mg freiem Chlor je Liter nachweisbar sein, und in Trinkwasser, das mit Chlordioxid desinfiziert wird, muss nach Abschluss der Aufbereitung ein Restgehalt von mindestens 0,05 mg Chlordioxid je Liter nachweisbar sein. Wird das Trinkwasser vor Übergabe in das Verteilernetz entchlort, muss der Restgehalt vor der Entchlorung nachweisbar sein." (Die Trinkwasserverordnung (TrinkwV) der Bundesrepublik Deutschland wurde erstmals 1975 erlassen und ist im Laufe der Zeit geändert, ergänzt und auch neu verfasst worden (zuletzt Dezember 1990, seit 1991 in Kraft; Änderungen 1993, 1998)

zu einem Speisesalz (Natriumchlorid) und einem Wasserstoff-Ion, die ein Teil des Wassers werden. Keine neuen Verbindungen werden geschaffen, und nichts wird außer einem Molekül des Salzes zurückgelassen. Es gibt nichts Beunruhigendes, irgendwelche Nebeneffekte gibt es nicht."[42]

Wenn Sie den Namen dieser Chemikalie[43] zum ersten Mal hören, werden vermutlich diffuse Ängste geweckt. Aber als Begriff klingt "calcium hypochlorite"[44] deutlich schlimmer als es wirkt, denn es wird im offiziellen Handbuch der US-Army allen Armeeangehörigen – zum Beispiel zur Dekontamination von Gasmasken[45] – explizit empfohlen. Das Zeug ist also vielseitig erprobt und hat sich auch weltweit bestens bewährt, wenn es darum geht energisch die Demokratie zu verbreiten. Uns interessiert allerdings weniger der Ausgangsstoff, der sich ohne weiteres in Wasser auflöst, sondern lediglich was davon noch übrig bleibt: die Hypochlorsäure (HOCl). Die wird vom Körper sogar bei Bedarf selber hergestellt,[46] denn „das Sauerstoffatom wird immer dann abgestoßen, wenn die Hypochlorsäure auf einen Krankheitserreger trifft. Hypochlorsäure ist in diesem Fall nur der Trägerstoff, der den Sauerstoff bis tief in das Gewebe bringt, wo das Sauerstoff-Atom die Krankheitserreger oxidieren kann."[47] Könnte unsere natürliche Selbstversorgung mit diesem Stoff mühelos mit all den infektiösen Belastungen der Post-Moderne Schritt halten, dann wäre MMS2 absolut überflüssig. Aber so wie es aussieht, ist es zumindest einen Versuch wert, denn „wenn man dem Körper Hypochlorsäure in Form von Calciumhypochlorit zuführt, verwendet das Immunsystem dies direkt, um Krankheitserreger oder kranke Zellen zu eliminieren. (…) Calciumhypochlorit wird also als Schwimm-

---

42   http://www.jim-humble-mms.de/news/newsletter0010/index.php
43   s. auch Nexus-Magazin 25/2009 Oktober – November
44   "A 0.5 percent chlorine (calcium hypochlorite [HTH] or household bleach) solution is an effective biological decontaminant." (Quelle: „NBC DECONTAMINATION" in Field Manual No. 3-5 and Marine Corps Warfighting Publication (MCWP) 3-37.3; Hrsg. Headquarters, Department of the Army Commandant, US Marine Corps; 28. Juli 2000)
45   "A 0.5 (½) percent chlorine solution is required to decon the patient's mask, skin, and splints and to irrigate his wounds. To prepare the solutions, use calcium hypochlorite granules or sodium hypochlorite (household bleach) (see Table 8-1)." (ibid.)
46   allerdings aus Myloperidase statt aus Calciumhypochlorit
47   Koehof/Humble/Storch: MMS – Krankheiten einfach heilen (Jim Humble Verlag, S. 55)

badreiniger verwendet und wenn Calciumhypochlorit mit Wasser in Verbindung gebracht wird, wird es zu 100% Hypochlorsäure umgesetzt."[48] Wir nutzen MMS2 ausschließlich in ganz üblen Fällen und immer in Verbindung mit MMS1.

Und natürlich hat Jim Humble den potenten Stoff auch im Eigenversuch ausgiebig getestet,[49] um sich von seinem möglichen Wert zu überzeugen. Dabei zeigte sich, dass der Unterschied zwischen MMS1 und MMS2 bei manchen gesundheitlichen Dispositionen nicht sehr gravierend ist, aber eine Kombination beider Mittel gerade bei ernsthaften Krankheiten ausgezeichnet funktioniert, und dies ganz besonders, wenn man mit MMS1 nicht so richtig weiter kommt. Seine Empfehlung beläuft sich auf 1 Kapsel MMS2 täglich präventiv, und im tödlichen Ernstfall im Abstand von zwei Stunden je 1 Kapsel bis zu 4x/Tag. Und da MMS2 reichlich Wasser benötigt, muss es damit auch heruntergespült werden. Und auch hier gilt unsere goldene Regel: Überschreiten Sie keinesfalls Ihre individuelle Grenze zur Übelkeit.

Doch jetzt, nachdem ich Sie hoffentlich schwer neugierig gemacht habe, kommen wir endlich zu unserem Universalmittelchen. In his own words: „MMS1 erzeugt Chlordioxid, ein sehr besonderes Oxydationsmittel, das überhaupt nicht aggressiv ist. Es ist ein schwaches Oxydationsmittel, aber mächtig auf eine andere Weise. Es hat nicht das Oxydierungspotenzial alle Materialien zu oxydieren. Das einzige was es kann, ist Pathogene oxydieren. Es gibt lebende Dinge in unserem Körper, die es oxydieren kann, aber nicht normale lebenserhaltende Zellen. Wenn ich sage, es ist auf eine andere Weise mächtig, ist es die Tatsache, dass es eine viel größere Kapazität hat, Pathogene zu zerstören als Ozon oder Wasserstoffperoxid es können.

MMS1 dringt tief in das Gewebe des Körpers ein. Es wird nicht auf dem Weg zum Ziel verbraucht. MMS1 (Chlordioxyd) ist eine von den zwei wichtigen Chemikalien, die das menschliche Immunsystem erzeugt, um

---

48   ibid. S. 56
49   über vier Jahre!

33

Pathogene und andere Viren/Bakterien und Pilze zu töten. MMS2 ist die andere wichtige Chemikalie, die das Immunsystem erzeugt. Ist es nicht verwunderlich, dass die zwei Wundermineralien, die hunderte von Jahre alt sind, wirksamer sind als Chemikalien die momentan verabreicht werden?"[50]

Ich versuche mich mal an einer brauchbaren Definition, die knapp zusammenfasst, womit wir uns hier eigentlich beschäftigen:

„MMS1 ist eine Natriumchlorit-Lösung (d.h. eine Flüssigkeit mit ca. 28% $NaClO_2$ Anteil),[51] die man kurz mit einer Säure aktiviert. Durch deren Zugabe wird die ursprünglich stark basische Lösung neutralisiert, und infolge bildet sich Chlordioxid (ClO_2). Dieser Prozess wird nach kurzer Zeit durch Zusatz von etwas Wasser (H_2O) abgebremst, um eine retardierte[52] Reaktion zu erhalten. Die meisten Krankheiten basieren auf einer Übersäuerung. Chlordioxid beseitigt im Körper folglich nur pathogene Erreger, weil deren pH-Wert im sauren Bereich liegt."

Natriumchlorit:

Natriumchlorit – nicht zu verwechseln mit dem Kochsalz Natriumchlorid – ist das Natriumsalz der Chlorigen Säure. Seine hauptsächliche Anwendung ist neben dem direkten Einsatz als Oxidationsmittel die Herstellung von Chlordioxid, da dieses zu instabil für Transport und Lagerung ist. Es ist das Mittel der Wahl zur Herstellung von Chlordioxid zur Desinfektion von Wasser. Für die andere Hauptanwendung von Chlordioxid, der Zellstoffbleiche bzw. Papierherstellung ist es generell zu teuer, es entsteht dort jedoch während des Bleichprozesses. (Quelle: http://de.wikipedia.org/wiki/Natriumchlorit)

---

50   http://www.jim-humble-mms.de/news/newsletter0010/index.php
51   Offiziell ist MMS eine aus Natriumchloritflocken hergestellte 28-prozentige Lösung, aber faktisch beläuft sich der Anteil des Natriumchlorits wegen des hohen Natriumchloridgehalts nur auf 22,4 Prozent.
52   über Stunden laufende

34

Und jetzt das Ganze etwas ausführlicher: Natriumchlorit (NaClO₂)[53] ist die stabile, sehr lange haltbare Transportform und hat einen sehr hohen pH-Wert von 13. Erst wenn dieser Wert durch eine Säure abgesenkt wird, beginnt sich Chlordioxid zu bilden. Je nach Konzentration und Art der zugesetzten Säure dauert die Aktivierung wenige Sekunden bis zu wenigen Minuten. Es kann (vor allem im Notfall) jegliche Säure als Aktivator benutzt werden; doch da wir MMS1 intern nutzen, fügen wir logischerweise eine Genusssäure hinzu. Humble bevorzugt nach wie vor uneingeschränkt die 50%ige Zitronensäure.

In seinem Buch liefert der Erfinder für die chemische Reaktion[54] diese Erklärung: „Natriumchlorit ist hoch alkalisch, was das Gegenteil von sauer ist. Wird Natriumchlorit neutralisiert, dann wird es instabil und gibt keinen Sauerstoff, sondern Chlordioxid ab. An dieser Stelle kommt der Sauerstoff ins Spiel. Die Formel für Chlordioxid lautet ClO₂, d.h. eine Verbindung aus einem Chlor- und zwei Sauerstoff-Ionen. Sauerstoff in dieser Form kann der Körper allerdings nicht verwerten, weil dieser Sauerstoff bereits seine Fähigkeit zu oxidieren eingebüsst hat. Das Chlor-Ion ist jedoch stark oxidativ. Chlordioxid ist ein gefährlicher Sprengstoff. Man kann es nicht lagern, weil es jeden Behälter zerstört. Weil man es nicht transportieren kann, wird es immer dort hergestellt, wo man es braucht.[55] Selbst ein einzelnes Chlor-Ion explodiert, wenn es auf ein geeignetes Objekt trifft, beispielsweise einen Erreger im Körper oder irgendetwas anderes, das saurer ist als der menschliche Organismus.

---

53   im Gegensatz zu Natriumchlorid (NaCl)

54   Durch die chemische Reaktion zerfällt das Chlordioxid-Molekül (CO2). Der freigesetzte Sauerstoff (O2) verbindet sich entweder mit Wasserstoff (2H2) zu Wasser (2H2O) oder mit Kohlenstoff (C) zu Kohlendioxid (CO2). Das ladungsneutrale Chlor-Ion verbindet sich jetzt mit Natrium zu Speisesalz (NaCl). Aus einem aggressiven Oxidationsmolekül werden also in unserem Körper drei harmlose Grundsubstanzen, wobei schädliche Mikroben die Reaktion zeitgleich nicht überleben.

55   Explosion klingt reichlich gefährlich und schreckt eine Menge Leser ab. Deshalb hier folgende Ausführung, um Jims Worte besser verständlich zu machen. Gerade weil ClO2 so schnell reagiert, wird es zur stabilen Lagerung an Natrium gebunden. Im Grunde produzieren wir indem wir NaClO2 mit einer Säure aktivieren ClO2 vor Ort, d.h. im Organismus.

Eine Explosion ist nichts anderes als eine plötzliche chemische Reaktion, bei der Energie frei gesetzt wird. Für gewöhnlich handelt es sich um eine Art von Oxidation. Wenn ein Chlordioxid-Ion auf einen Krankheitserreger trifft, nimmt es fünf geladene Elektronen auf, was unmittelbar in einer Oxidation, also in einer Explosion, resultiert. Die Explosion (bzw. die chemische Reaktion) führt dazu, dass das Chlor-Ion neutralisiert wird. Die beiden Sauerstoff-Ionen, die mit dem Chlor-Ion verbunden waren, sind bereits neutral. Neutral bedeutet im Fall von Sauerstoff die Ladung minus zwei. Das bedeutet, dass das Sauerstoff-Ion nicht oxidieren kann. Es kann sich lediglich mit dem Wasser im menschlichen Körper verbinden; der Körper jedoch kann es nicht zum Oxidieren verwenden. Das Chlor-Ion wird zu Chlorid, was im Grunde nichts anderes als Tafelsalz ist."[56] Oder mit anderen Worten: Chlordioxid[57] ist kein Zellgift, das ähnlich Antibiotika[58] den Stoffwechsel der Mikroorganismen stört und sie dadurch abtötet. Es ist ein Oxidans, das den Nährstofftransport über die Zellwände der Erreger unterbricht. Und dann kommt für die fiesen Parasiten unverhofft der Exitus oder weniger wissenschaftlich ausgedrückt Ende Gelände. Das ist auch in der entsprechenden Szene gut bekannt. „Chlordioxidwasser für den menschlichen Gebrauch ist bestens geeignet, um die Krankheitserzeugenden Keime zu eliminieren. Deshalb wird es Deutschland, Europa und den anderen Erdteilen von den Wasserwerken verwendet. Es ist auch zur Qualitätssicherung folgender Lebensmittel anwendbar:

1. Fleisch, Geflügelfleisch und Erzeugnisse daraus

2. Milch und Erzeugnisse auf Milchbasis

---

56   Jim Humble: MMS - Der Durchbruch (S. 22 f, Mobiwell Verlag; 2008)

57   Chlordioxid, ClO2, rotgelbes, sehr explosibles Gas oder rote Kristalle, entsteht aus konzentrierter Schwefelsäure und Kaliumchlorat; Bleich- und Desinfektionsmittel. (Quelle: Bibliographisches Institut & F. A. Brockhaus AG, 2005)

58   Antibiotika (griechisch anti: gegen; biotikos: zum Leben gehörig), von Bakterien, Pilzen, Flechten, Algen und höheren Pflanzen oder anderen Lebewesen produzierte chemische Verbindungen, die zur Abtötung oder Wachstumshemmung infektiöser Organismen angewandt werden. Alle Antibiotika sind selektiv toxisch (giftig): Sie wirken giftiger auf eindringende Erreger als auf deren Wirt, sei es ein Tier oder ein Mensch. (Quelle: Microsoft ® Encarta ® 2006 © 1993-2005)

3. Fische, Krebs oder Weichtiere und Erzeugnisse daraus

4. Eiprodukte

5. Säuglings- und Kleinkindernahrung

6. Speiseeis und Speiseeishalberzeugnisse

7. Backwaren mit nicht durchbackener oder durcherhitzter Füllung oder Auflage

8. Feinkost-, Rohkost- und Kartoffelsalate, Marinaden, Mayonnaisen, andere emulgierte Soßen, Nahrungshefen"[59]

Wie wir sehen hätte eine rührige Großindustrie ohne ClO_2 große Probleme mit dem Bakterienbefall ihrer Produkte. So ganz schlecht kann das Zeug also nicht sein.

Lebensmittel:

Chlordioxid hatte die E-Nummer E926 und war neben Stickstofftrichlorid, Persulfat, Kaliumbromat, Chlor, Dibenzoylperoxid und Nitrosylchlorid ein Bleichmittel für Mehl. Das Bleichen von Mehl ist in Deutschland seit 1957 verboten, da in Tierversuchen gebleichtes Mehl bei Hunden zu schweren Nervenschäden führte. Der Einsatz chlorhaltiger Bleichmittel zur Desinfektion ist bei Lebensmitteln aufgrund der möglichen Bildung chlorierter Kohlenwasserstoffe besonders problematisch. Chlordioxid ist heute kein zugelassener Lebensmittelzusatzstoff, seine E-Nummer E926 ist in aktuellen Listen von Lebensmittelzusatzstoffen nicht aufgeführt. Die Anwendung zur Desinfektion von Geflügel in der Europäischen Union wurde diskutiert, jedoch 2008 vom Ministerrat der Europäischen Union abgelehnt. (Quelle: http://de.wikipedia.org/wiki/Chlordioxid)

---

59   Koehof/Humble/Storch: MMS – Krankheiten einfach heilen (Jim Humble Verlag, S. 133-134)

Da höchstwahrscheinlich die wenigsten unter uns promovierte Chemiker sind, sollte man zumindest folgendes verstanden haben:

Chlordioxid[60] ist zwar instabil, aber dafür eine umso reaktionsfreudigere Substanz. Die Lösung ist nach der Aktivierung, also wenn es sich vollständig gebildet hat, nur wenige Minuten unter UV-Licht (Sonne) verwendbar, bevor es wieder zu Salz (NaCl) und Sauerstoff (O_2) zerfällt. Das gleiche geschieht auch im Organismus, sobald $NaClO_2$ mit Bakterien, Parasiten und Schwermetallen reagiert.

Chlordioxid ist genau wie zum Beispiel Ozon ein „freies Radikal". Letzteres können Sie jedoch in hoher Konzentration nur ganz kurz ohne lebensgefährliche Vergiftungen aushalten. Sauerstoff, ebenfalls ein freies Radikal, ist in seiner reinen Form für die menschliche Lunge nur circa 30 Min. ohne eine Schädigung des Gewebes (zum Beispiel in der Notfallmedizin angewandt) geeignet.

Chlordioxid hat das starke Bestreben Elektronen aufzunehmen. Die holt es sich z. B. von den Bakterien, die sie sich aufgrund ihrer niedrigen Oxidationsresistenz entreißen lassen. Dadurch entsteht eine selektive Wirkung. Gesunde Körperzellen halten eine recht hohe Spannung aus. Symbiotische Bakterien, die sich über die Evolution mit dem menschlichen Körper weiterentwickelt haben, besitzen eine höhere Oxidationsresistenz als artfremde Bakterien, die als Erreger von außerhalb in den Organismus eindringen. Laut Jim Humble hat das Chlordioxid im Körper

---

60   Wer sich für die wissenschaftliche Seite interessiert: "Controlled Clinical Evaluations of Chlorine Dioxide, Chlorite and Chlorate in Man" (by Judith R. Lubbers, Sudha Chauan and Joseph R. Bianchine in Environmental Health Perspectives Vol. 46, pp. 57-62, 1982)

eine Oxidationskraft von knapp 1V Spannung.[61] Gesunde Zellen halten dauerhaft 1,6V und kurzzeitig auch deutlich mehr aus, ohne gleich zu zerplatzen oder in ihrer Funktionsweise eingeschränkt zu werden.

Physikalisch-chemische Eigenschaften von Natrium

- Form: flüssig
- Farbe: blass grünlich-gelb
- Geruch: schwach, charakteristisch
- Siedepunkt: nicht bestimmt
- Schmelzpunkt: nicht bestimmt
- Kristallisationstemperatur: ca. −18°C
- Flammpunkt: nicht anwendbar
- Explosionsgefahr: Das Produkt ist nicht explosionsgefährlich.
- Dichte bei 20 °C: ca. 1,05 g/cm^3
- Löslichkeit in/Mischbarkeit mit Wasser: vollständig mischbar
- pH-Wert bei 20 °C: ca. 13

Und noch ein letzter Versuch derart komplizierte Zusammenhänge auf den Punkt zu bringen: „Die roten Blutkörperchen sind normalerweise nicht in der Lage, Sauerstoff (O$_2$) und Chlordioxid (ClO$_2$) voneinander

---

61   April 1999, EPA Guidance Manual Alternative Disinfectants and Oxidants: 4.1.1 Oxidation Potential

The metabolism of microorganisms and consequently their ability to survive and propagate are influenced by the oxidation reduction potential (ORP) of the medium in which it lives (USEPA, 1996). Chlorine dioxide (ClO$_2$) is a neutral compound of chlorine in the +IV oxidation state. It disinfects by oxidation; however, it does not chlorinate. It is a relatively small, volatile, and highly energetic molecule, and a free radical even while in dilute aqueous solutions. At high concentrations, it reacts violently with reducing agents. However, it is stable in dilute solution in a closed container in the absence of light (AWWA, 1990). Chlorine dioxide functions as a highly selective oxidant due to its unique, one-electron transfer mechanism where it is reduced to chlorite (ClO$_2$-) (Hoehn et al., 1996). The pKa for the chlorite ion, chlorous acid equilibrium, is extremely low at pH 1.8. This is remarkably different from the hypochlorous acid/hypochlorite base ion pair equilibrium found near neutrality, and indicates the chlorite ion will exist as the dominant species in drinking water. The oxidation reduction of some key reactions are (CRC, 1990):

ClO$_2$(aq) + e- = ClO$_2$- E° = 0.954V
Other important half reactions are:
ClO$_2$- + 2H$_2$O +4e- = Cl- + 4OH - E° = 0.76V
ClO$_3$- + H$_2$O + 2e- = ClO$_2$- + 2OH - E° = 0.33V
ClO$_3$- + 2H+ + e- = ClO$_2$ + H$_2$O E° = 1.152V

zu unterscheiden. Trifft ein rotes Blutkörperchen im Magen auf Chlordioxid, wird es unverzüglich aufgenommen und in die Blutbahn überführt. Kommt nun im Blut ein Malaria-Parasit mit dem Chlordioxid-Molekül in Berührung, zerfallen beide in einer chemischen Reaktion. Obwohl Chlordioxid hundertmal mehr Energie als reiner Sauerstoff enthält, greift es trotzdem nur kranke Zellen oder schädliche Erreger an. Sind keine vorhanden, baut es sich auf natürliche Weise zu Salz und Sauerstoff ab."[62] Das Mittelchen ist uneingeschränkt klasse. Use it or lose it.

---

62   s. www.zeitenschrift.com

Kapitel IV

Die Stärken der Säuren

„Am Anfang steht der Zweifel. Der Zweifel ist der Beginn der Wissenschaft. Wer nichts anzweifelt, prüft nichts. Wer nichts prüft, entdeckt nichts. Wer nichts entdeckt, ist blind und bleibt blind."

Marie-Joseph Pierre Teilhard de Chardin, französischer Philosoph[63]

Da der Säure beim Prozess der Chlordioxidgewinnung eine entscheidende Rolle zufällt, hat Jim Humble verschiedene Speisesäuren immer wieder im Eigentest in teilweisen exzessiven Mengen durchprobiert. Unter anderem experimentierte er mit Zitronen- und Limonensaft, Essig und Zitronensäurelösung. Leider setzen alle diese organischen Säuren die Bekömmlichkeit von MMS aufgrund diverser Reaktionsanteile deutlich herab. In eigenen Versuchen fanden dann gewitzte Anwender hier in Deutschland vor drei Jahren schließlich heraus, dass ganz allgemein Weinsäure,[64] die gerade auch in Winzereien ihre Anwendung findet, deutlich besser vertragen wird als die bisher zumeist genutzte

---

63   (1881-1955); Er versuchte u.a., die Evolutionstheorie mit dem christlichen Glauben in Einklang zu bringen.

64   Weinsäure, auch 2,3-Dihydroxybernsteinsäure oder 2,3-Dihydroxybutandisäure, organische Säure mit der chemischen Formel $C_4H_6O_6$, die in vielen Pflanzen vorkommt. Die Griechen und die Römer der Antike kannten sie in Form des Weinsteines. Dieses Salz der Weinsäure, chemisch Kaliumhydrogentartrat, scheidet sich u. a. in Wein ab. Die Weinsäure wurde erstmals 1769 von dem schwedischen Chemiker Carl Wilhelm Scheele isoliert. Er kochte dazu eine Mischung von Weinstein und Kalk; anschließend zersetzte er das Produkt dieser Reaktion mit Hilfe von Schwefelsäure. (...) Weinsäure in der Rechts- oder in der Meso-Form dient beispielsweise als Aromastoff für Nahrungsmittel und Getränke und wird ferner in der Photographie sowie beim Gerben verwendet. (Quelle: Microsoft ® Encarta ® 2006 © 1993-2005)

Zitronensäure.[65] Zuerst nahmen sie eine sehr schwache Lösung von 10%, doch zeigte sich bald, dass eine Steigerung noch viel besser funktionierte. 50%ige Weinsäure bietet im Vergleich zur industriell gewonnenen Zitronensäure (einem beliebten Konservierungsmittel)[66] insgesamt drei Vorteile:

• sie wird im Allgemeinen besser vertragen

• die Aktivierungszeit wird drastisch verkürzt (von circa 3 Minuten auf unter 1 Minute)

• Das Mischungsverhältnis ändert sich aufgrund der stärkeren Säure von 1:5 auf 1:1. Das hilft ganz enorm beim ordentlichen Abzählen der einzelnen Tropfen, was wiederum für ein optimales Mischverhältnis wichtig ist. Gerade bei größeren Mengen verzählt man sich nämlich außerordentlich leicht. Weitere Erfahrungen im Umgang mit MMS lehrten dann im weiteren Verlaufe, dass sich ganz

---

65   Zitronensäure (Citronensäure), farblose, kristalline organische Säure (chemisch die 2-Hydroxy-1,2,3 tricarbonsäure). Zitronensäure kommt in vielen Früchten (besonders Zitrusfrüchten und Johannisbeeren) vor und spielt im Zellstoffwechsel aller Organismen eine große Rolle (Zitronensäurezyklus). Zitronensäure bildet mit mehrwertigen Metallionen (meist wasserlösliche) Komplexe. Ihre Salze und Ester heißen Zitrate (Citrate). Verwendung findet Zitronensäure besonders in der Lebensmittel- und Getränkeindustrie zur Erzeugung einer sauren Geschmacksrichtung und zur Stabilisierung von Aroma und Aussehen, ferner als Zusatz zu Futtermitteln sowie zum Entfernen von Kalk- und Rostschichten. (Quelle: Bibliographisches Institut & F. A. Brockhaus AG, 2005)

66   „So verspeisen die Deutschen beispielsweise pro Kopf in jedem Jahr 11 Kilo Bananen und 16,6 Kilo Tomaten, aber 18,8 Kilo industrielle Lebensmittelzutaten. Das sind jene Ingredienzen, die auf den Packungen im Kleingedruckten aufgeführt sind: vom Hühnerpulver bis zum Hefeextrakt, von Aroma bis Zitronensäure, von Flüssigrauch bis zu Glutamat, dazu Emulgatoren, Stabilisatoren, Säureregulatoren, auch pulverisiertes Huhn, Vollei, Rinderfett, Farbstoffe. Die Briten bringen es auf 24 Kilo, die Niederländer sogar auf 29,9 Kilogramm." (Quelle: Hans-Ulrich Grimm: Aus Teufels Topf – Die neuen Risiken beim Essen; Knaur)

schwache Salzsäure[67] (5%) als idealer Aktivator[68] sowohl chemisch als auch bezüglich der Verträglichkeit förmlich anbietet. So kommt sie zum Beispiel in professionellen Wasserreinigungsmaschinen, die Chlordioxid als Desinfektionsmittel nutzen, zum Einsatz.[69] In unseren Mägen, wie jeder weiß, auch. Da Salzsäure (HCI) nur aus zwei Molekülen besteht, nämlich H (Säure) und CI (Salz), die wiederum zur Chlordioxid-Aktivierung abgegeben werden, bleibt ganz am Schluss lediglich Natriumchlorid (NaCI) – unser bekanntes Speisesalz aus dem Supermarkt – und Wasser (H_2O) übrig. Im Gegensatz zu den organischen Säuren finden sich definitiv keine weiteren Bestandteile. Somit gibt es nichts, aber auch rein gar nichts, das durch

---

67 Salzsäure (Chlorwasserstoffsäure), die wässrige, in reinem Zustand farblose, durch Verunreinigung gelb gefärbte Lösung des Chlorwasserstoffgases, die bei 108,6°C (mit 20,4% HCl) azeotrop siedet (azeotropes Gemisch) und alle technisch wichtigen Metalle mehr oder weniger stark angreift. Aus konzentrierter Salzsäure entweicht ständig Chlorwasserstoff, der mit dem in der Luft enthaltenen Wasser Salzsäurenebel bildet (rauchende Salzsäure). Die Salze der Salzsäure sind die Chloride. Salzsäure wird durch Einleiten von Chlorwasserstoffgas in Wasser hergestellt. Im technischen Maßstab fällt Salzsäure als Nebenprodukt bei Chlorierungen (z.b. Herstellung von Vinylchlorid), Phosgenierungen (z.b. Herstellung von Polyurethanen) oder bei der Verbrennung chlorhaltiger Abfälle an. Wichtige Verwendungszwecke sind die Herstellung von Chloriden, die Neutralisation von Abwässern, das Beizen und Ätzen von Metallen sowie das Regenerieren von Ionenaustauschern. Als Überschussprodukt wird Salzsäure elektrolytisch in Chlor und Wasserstoff zerlegt. (Quelle: Bibliographisches Institut & F. A. Brockhaus AG, 2005)

68 Das wurde mittlerweile mit 9%iger Salzsäure noch getoppt, aber das taugt nach meinem Dafürhalten nicht, weil diese Konzentration reichlich aggressiv ist.

69 Wer wissen will, wie die Industrie es macht, hier ein paar Verweise: z.B. www.promaqua. com, www.idiclo2.com (DuPont!), www.lenntech.com u.v.m.

das frisch gebildete Chlordioxid[70] weiter verändert und aufgespaltet werden könnte, und in Folge ist die physische Verträglichkeit spürbar besser.

---

70 „Als Bleichmittel wird Chlordioxid in der Textil- und Zellstoffindustrie verwendet und hat dort Chlor weitgehend ersetzt. Weiterhin wurde es zum Bleichen von Mehl beziehungsweise Stärke, Schmiermittel, Salben und Wachs verwendet. Es kann zum Bleichen von Textilfasern verwendet werden, dort wird jedoch meistens Wasserstoffperoxid sowie in Ländern ohne strenge Umweltauflagen Chlor verwendet. Als Desinfektionsmittel eingesetzt hat es vor allem bei der Trinkwasserdesinfektion Bedeutung, wird aber auch zur Desinfektion von Abwässern sowie zur Schimmelbekämpfung eingesetzt. Bei den Anthrax-Anschlägen wurde es in einem Fall zur Gebäudedesinfektion eingesetzt. Im Labor findet Chlordioxid Verwendung bei der Herstellung von chloriger Säure. In der organischen Chemie kann es als Oxidationsmittel eingesetzt werden, zum Beispiel um Sulfide und Thioether in Sulfoxide zu überführen. (…) Chlordioxid wird auch zur Desodorierung übelriechender Abfälle und Abwässer verwendet. Für Letzteres ist es geeignet, da es im Gegensatz zu Chlor nicht chlorierend wirkt und daher keine persistenten Organochlorverbindungen in die Umwelt entlässt sowie über einen weiteren pH-Bereich seine Wirksamkeit beibehält. Dies ist auch bei der Trinkwasserdesinfektion ein entscheidender Faktor, da Chloroform, Dichloressigsäure oder Trichloressigsäure in gechlortem Trinkwasser nachgewiesen wurde. Chlordioxid kann zur Desinfektion von Gebäuden eingesetzt werden, da es eine breite Wirksamkeit gegen Mikroorganismen besitzt und als Gas auch ansonsten unzugängliche Stellen erreicht. Es ist seit 1988 in den USA von der Environmental Protection Agency EPA zur Desinfektion von Laborgeräten, Werkzeugen und Raumoberflächen. Durch seine fungizide Wirkung bietet es sich auch für die Bekämpfung von Schimmel an. So wurde 1991 durch Versprühen einer zweiprozentigen Lösung der Schimmelbefall in einer Bibliothek für Jahre gestoppt, der sonst besonders bei Ausfall des Lüftungssystems merklich auftrat. Im Jahr 2002 wurde eine Firma durch Artikel in der New York Times bekannt, die sich auf die Desinfektion ganzer Häuser durch Fluten mit dem Gas Chlordioxid spezialisiert hatte. Nach Kontamination mit Anthrax (Milzbrand) wurde in diesem Jahr ein Bürogebäude (das Hart Senate Office) im Kapitol mit Chlordioxid desinfiziert und nach dem Hurrikan Katrina wurde ein Restaurantgebäude in New Orleans nach der Überschwemmung mit Chlordioxid geflutet, um Schimmelpilze und Sporen abzutöten. Zunehmend wird Chlordioxid auch zur Desinfektion vor der Abfüllung von PET-Flaschen verwendet. Dabei dürfen, ähnlich wie bei Trinkwasser, die Grenzwerte für Chlorit durch in der Flasche verbleibende Überreste der Desinfektionslösung nicht überschritten werden." (Quelle: http://de.wikipedia.org/wiki/Chlordioxid)

Citronensäure $C_6H_8O_7$

Citronen- säure	OH $\mid$ $HOOC—CH_2—C—CH_2—COOH$ $\mid$ $COOH$ weißes, kristallines Pulver **Vorkommen** Stoffwechsel, Zitronen, Beeren, Tabak, Pilze, Nadelhölzer	**Molmasse** 192,124 g/mol **AGW** keine Angaben **Dichte** 1,665 g/cm³ **Schmelzpunkt** +153 °C Zersetzung bei +175 °C **Wasserlöslichkeit** Konz. bei 20 °C 605 g/l **Explosionsgrz.** max. 8 Vol.-% (Luft) **Zündpunkt** +345 °C
Piktogramme GHS 05 Gefahr	**Gefahrenklassen + Kategorie** Schwere Augenschäd./ -reizung 1	**HP-Sätze** **(siehe auch Hinweis)** H 318 P 280.3, 305+351+338, 310 Entsorgung G3
– CAS 77-92-9	**Dt. Bezeichnung** Synonyme (deutsch) **Citronensäure** 2-Hyrdoxy-1,2,3-propan-tricarbon-säure	**Engl. Bezeichnung** Synonyme (engl.) **Citric acid** 2-Hydroxy-1,2,3-propane-tricarboxylic acid

Weil Jim Humble die Zitronensäure (50%) favorisiert, sind viele Anwender leicht verunsichert, wenn man ihnen jetzt etwas anderes empfiehlt. Zwar haben die meisten inzwischen den Sprung zur Weinsäure geschafft, wenn auch nicht unbedingt auf die mit 50%, aber sobald man Salzsäure[71] im Zusammenhang mit MMS erwähnt, werden viele blass und denken gleich an ihre Autobatterie. Da wird in der Tat eine ziemlich starke Säure verwendet, aber das heißt doch nicht, dass ich dazu rate, sie mir nichts dir nichts zu saufen! Nein, 5%iges HCl ist so schwach, dass

---

71   Salzsäure wird hergestellt, indem Chlor (Cl) und Wasserstoff (H) zusammen gebracht werden. Es liegt also zuerst als Gas vor. Dann wird dieses Salzsäure-Gas in Wasser (H_2O) gelöst. Das Chlorid der Salzsäure ist dasselbe wie im Tafel- oder Speisesalz (NaCl), wo es an Natrium gebunden ist. Bei der Salzsäure (HCl) ist das Chlorid an die Säure gebunden. Die Säure liegt in einer sofort verfügbaren Form vor, und kann augenblicklich mit dem Natriumchlorit in Reaktion gehen. Im richtigen Mischungsverhältnis wird die Salzsäure trotz der hohen Aktivierungszeit zum großen Teil aufgebraucht. Übrig bleiben nach der Reaktion Chlordioxid und das Chlorid der Salzsäure, welche sich erneut mit Natrium zu Speisesalz verbindet.

es nicht einmal ein Loch in die Haut brennen kann. Ich habe es selbst ausprobiert.

Natriumchlorid (Kochsalz) NaCl

	weißes, kristallines Pulver **Vorkommen** Steinsalz (Halit), gelöst im Meerwasser	**Molmasse** 58,443 g/mol **AGW** keine Angaben **Dichte** 217 g/cm³ **Schmelzpunkt** +800,7 °C **Siedepunkt** +1465 °C **Wasserlöslichkeit** 100g H₂O lösen bei 25 °C 36,0 g
–	–	**Entsorgung:** Abwasser oder Hausmüll
–	**Dt. Bezeichnung**	**Engl. Bezeichnung**
CAS 7647-14-5	**Natriumchlorid**	**Sodium chloride**

Bei organischen Säuren wie zum Beispiel Wein- oder Zitronensäure bleibt beim Mischungsverhältnis von 1 Tropfen Natriumchlorit auf 5 Tropfen Säure (1:5) unter Verwendung einer 10%igen Lösung ein großer Überschuss an Säure vorhanden, welcher bei der Aktivierung nicht komplett verbraucht wird. Der wird auch dringend benötigt, damit die Reaktionsdauer nicht unpraktikabel lange dauert, denn der reaktionsbereite Anteil der Säure liegt ja nicht sofort fertig vor und muss immer erst neu gebildet werden. Dabei bleibt immer ein nicht unerheblicher Säurerest übrig. Auch gehen unter Umständen andere organische Anteile von Wein- und Zitronensäure mit dem bereits gebildeten Chlordioxid[72] in Reaktion. In allen diesen Fällen kann eine überhängige Säure durch die Zugabe von Natron neutralisiert werden. Sie ist ein wichtiger und nicht zu unterschätzender Beitrag, um eine optimale Geschmacksverbesserung zu erzielen. Da kommt kein Säftl mit.

---

72 "Chlorine dioxide (CIO₂) is used in a vast array of biocidal and oxidative applications. From deodorization to disinfection for consumer purposes to large petrochemical applications, chlorine dioxide's unique properties are ideal for solving microbial or compliance related goals. Possessing more powerful oxidizing capacity than chlorine, CIO₂ is effective over a wide pH range and provides rapid kill for a broad spectrum of organisms. CIO₂'s potency also results in lower dosages than standard alternatives for equivalent kills." (Quelle: http://www2.dupont.com/Chlorine_Dioxide/en_US/uses_apps/index.html)

Kapitel V

Flaschen für die Flaschen

„Tritt eine Idee in einen hohlen Kopf, so füllt sie ihn völlig aus – weil keine andere da ist, die ihr den Rang streitig machen könnte."

Charles-Louis de Montesquieu, französischer Schriftsteller und Staatsphilosoph[73]

Es kann Ihnen natürlich nicht völlig egal sein, worin Ihnen Ihr Zeugs frei Haus geliefert wird. Natürlich sollten die zur MMS-Herstellung benötigten Chemikalien optimal verpackt werden, denn sonst greifen sie ihre Behälter an und sind somit verunreinigt. Aber das hat sich in der Szene leider noch nicht überall herum gesprochen. Immer wieder stößt man auf ungeeignete Behältnisse. Deshalb möchte ich an dieser Stelle zugleich einen äußerst wichtigen Zusammenhang bezüglich der Haltbarkeit von Natriumchlorit klären. Die Meinungen darüber gehen nämlich weit auseinander, und ich persönlich habe schon von Haltbarkeiten einiger Monate bis zu gut zwei Jahren munkeln gehört.

Um es ganz genau zu wissen wie sich Natriumchlorit bei langer Lagerung verhält, habe ich seinerzeit einige Flaschen zur Seite gelegt. Darunter befand sich auch eine Glasflasche mit Pipette, die vor etwa achtzehn Monaten abgefüllt worden war. Die Lösung blieb während der Aktivierung (mit fünfzigprozentiger Weinsäurelösung) klar und änderte erwartungsgemäß die Farbe von Gelb zu Dunkelbraun. Das war in Ordnung. Beim Testen einer der grünen 60ml-Flaschen, fiel direkt nach Zugabe des Aktivators[74] eine weißliche Trübung im MMS auf. An der Stelle, wo der Säuretropfen ins Natriumchlorit fiel, bildete sich ein gelbliches

---

73   eigentlich Baron de la Brède et de Montesquieu (1689-1755)
74   also der Säure

Gemisch, und wenige Sekunden darauf war die gesamte Lösung milchig. Sie wurde auch nicht mehr viel brauner und roch anders. Dies zeigte sich ganz besonders beim Aktivieren mit 50%iger Weinsäure. Bei Nutzung einer 10%igen Säure war diese milchige Verfärbung weniger offensichtlich. Dieses ganz leichte „milchig werden" beim Aktivieren war mir schon bei meiner persönlichen 120ml Flasche etwa drei Monate nach der Abfüllung aufgefallen. Zuerst habe ich mir nichts weiter dabei gedacht, da es nur ganz wenig zu sehen war. Und genau das ist das Fatale, denn es ist ein schleichender Prozess. Anfangs, frisch nach dem Abfüllen, ist die Lösung beim Aktivieren klar und durchsichtig – es verändert sich nur die Farbe von durchsichtig klar bis gelblich-klar, und der stechende Geruch gesellt sich dazu. Er schwebt im und über dem Glas.

Wie konnte es also sein, dass sich bei den grünen „Originalflaschen aus USA" bereits nach knapp zwölf Wochen eine immer stärker werdende Trübung einstellte? Die Antwort lautet: Die „Original PE-Flaschen aus den USA" sind und waren leider Gottes nie aus PE. Dies ist dummerweise aber bei den meisten Flaschen nicht so einfach auszumachen, und vom Lieferanten der Flaschen erhält man nur schwer eine genaue Materialbeschreibung. Da die bunten US-Flaschen jedoch in Wirklichkeit nicht aus PE, sondern PETE sind, löst sich die Flaschenwand langsam aber sicher auf, und die freigesetzten Stoffe vermindern und verändern die Qualität des MMS. Außerdem: Wer will schon angelöste Plastikreste trinken? Man denke nur an die Weichmacher. Leider verkaufen viele Händler alles seit Jahren in diesen grünen Fläschchen, die durch den Umschlag von Jim Humbles Buchs geradezu zum Markenzeichen geworden sind.

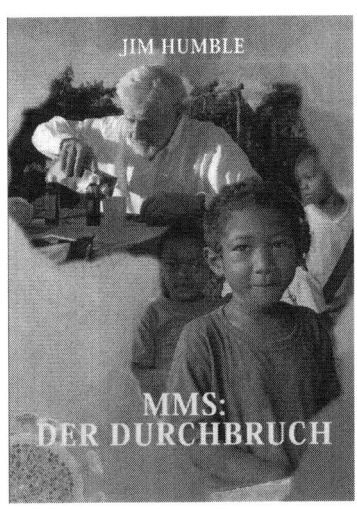

JIM HUMBLE

MMS:
DER DURCHBRUCH

deutsche Ausgabe (ISBN 978-3-9810318-4-3)

PET ist laut der Beständigkeitsliste eines deutschen Flaschenlieferanten nur bedingt dazu geeignet, Natriumchlorit zu lagern. Noch wichtiger ist die Tatsache, dass in jedem ordentlichen Sicherheitsdatenblatt nur Glas, PE oder geeigneter Edelstahl als Lagerungsmedium genannt wird. Das Natriumchlorit reagiert mit der PET Flasche zwar nur ganz langsam, aber natürlich ab dem Moment der Abfüllung konstant. Nach etwa drei Monaten hat sich das Natriumchlorit soweit verwandelt, das sich schließlich beim Aktivierungsverhalten eine Veränderung zeigt. Man sieht dies an einer Trübung, die anfänglich wie feiner Nebel und später wie eine milchige Verfärbung aussieht.[75] Leider steht zu vermuten, dass damit auch eine Verschlechterung der Verträglichkeit einhergeht!

---

75 Fatalerweise wird diese Trübung nur bei 50%iger Säure oder 5%iger Salzsäure deutlich sichtbar.

Lange Rede kurzer Sinn: Optimal für unsere Zwecke sind ausschließlich die waschechten PE-Flaschen,[76] denn Polyethylen hat einen sehr simplen molekularen Aufbau und bietet von daher dem Natriumchlorit keine Angriffsfläche. Die Struktur kann durch die Chemikalie nicht aufgebrochen werden. Die Haltbarkeit von MMS in einer PE-Flasche währt also gut zwei Jahre. Zusätzlich sollte man darauf achten, dass beide Flaschen eine identisch große Tülle haben. Bisher bestand nämlich ein ziemlich großes Problem der MMS-Szene darin, dass die Tropfengröße oft unterschiedlich ausfällt. Wie soll ich dann wissen, welches Mischungsverhältnis ich da schlussendlich vor mir habe? Dann hilft einem nur noch die Erfahrung, die man bisher mit Farbe und Geruch des aktivierten Produktes gesammelt hat. Aber so wie ich es sehe ist es immer besser, ein obskures Gemisch wegzuschütten als es sich einzuverleiben. (Das gilt auch ganz allgemein unabhängig von MMS!) Man sollte sich immer möglichst genau an die hier vorgestellten Spielregeln halten, sonst wird es nichts.

---

76   PE, PET und PETE sind alle Kunststoffflaschen. Glas und Edelstahlflaschen wären bestimmt optimaler, würden das Produkt aber enorm verteuern und damit unverkäuflich machen.

Polyethylenterephthalat (Kurzzeichen PET) ist ein durch Polykondensation hergestellter thermoplastischer Kunststoff aus der Familie der Polyester. PET hat vielfältige Einsatzbereiche und wird unter anderem zur Herstellung von Kunststoffflaschen (PET-Flaschen), Folien und Textilfasern verwendet. Die weltweite Produktion liegt bei 40 Millionen Tonnen im Jahr. PET wird in vielen Formen verarbeitet und vielfältig eingesetzt. Zu den bekanntesten Verwendungszwecken zählt die Herstellung von Kunststoffflaschen (PET-Flasche, Herstellungsverfahren Spritzblasen, Streckblasen) aller Art und die Verarbeitung zu Textilfasern. Auch zur Herstellung von Filmmaterial, wie es im Kino verwendet wird, wird PET gebraucht. Bereits seit den 1950er Jahren wird PET zur Herstellung sehr dünner Folien benutzt, oft unter dem Namen Hostaphan®, Mylar®. PET hat einen eigenen Recycling-Code, der die Wiederverwertung von PET-Verpackungen erleichtern soll. Als Textilfaser (Polyester) wird PET wegen verschiedener nützlicher Eigenschaften eingesetzt. Es ist knitterfrei, reißfest, witterungsbeständig und nimmt nur sehr wenig Wasser auf. Letzteres prädestiniert PET als Stoff für Sportkleidung, die schnell trocknen muss. Auch in der Lebensmittelindustrie wird PET bevorzugt eingesetzt. Es kann amorph verarbeitet werden und ist in dieser Form absolut farblos und von hoher Lichtdurchlässigkeit. Es wird für Lebensmittelverpackungen und Flaschen eingesetzt wie z. B. die PET-Flasche. Allerdings entsteht bei der Herstellung der PET-Flaschen auch Acetaldehyd, das in geringen Mengen in den Inhalt (auch bei Mineralwässern) übergehen und es geschmacklich (sensorisch) verändern kann. Auch bei der Herstellung verwendetes Antimon(III)-oxid (Antimontrioxid) kann sich im Flüssigkeitsinhalt einer PET-Flasche lösen. Untersuchungen von in PET-Flaschen abgefüllten Fruchtsäften ergaben Antimontrioxidkonzentrationen von <1 bis zu 44.7 µg/L in unverdünnten Saftkonzentraten. Der anzuwendende Grenzwert (sog. spezifische Migrationsgrenze) für den Übergang von Antimontrioxid aus Kunststoff in Lebensmittel beträgt 40 µg/L.

Dieser Wert wird bei Fertigbackprodukten teilweise mehrfach überschritten, dies insbesondere weil sich Antimontrioxid bei hoher Temperatur leichter lösen lässt. Antimontrioxid wird von der internationalen Agentur für Krebsforschung (IARC) als möglicherweise Krebserzeugende Substanz klassifiziert.

Quelle: http://de.wikipedia.org/wiki/Polyethylenterephthalat

Kapitel VI

Die hohe Kunst der Aktivierung

„Investition in Wissen bringt immer noch die besten Zinsen."

Benjamin Franklin, Erfinder und US-Präsident

Wie wir bereits wissen, muss Natriumchlorit als stabile und haltbare Transportflüssigkeit mit einer entsprechenden Säure adäquat vermischt werden um das erwünschte Chlordioxid zu erhalten. So weit so gut. Hier folgt eine Liste der bekanntesten Aktivatoren:[77]

MMS1	Säure	%	Ratio	Aktivierungsdauer	eigene Erfahrung
NaClO$_2$ (28%)	Essig	5	1:5	> 3 Min.	schwach
NaClO$_2$ (28%)	Zitronensaft, Limette	5-6	1:5	> 3 Min.	schwach
NaClO$_2$ (28%)	Zitronensäure	10	1:5	> 3 Min.	schwach, Säurereste
NaClO$_2$ (28%)	Zitronensäure	50	1:1	> 20 Sekunden	Humble's fave
NaClO$_2$ (28%)	Weinsäure	10	1:5	> 3 Min.	schwach, Säurereste
NaClO$_2$ (28%)	Weinsäure	50	1:1	> 20 Sekunden	stark, Säurereste
NaClO$_2$ (28%)	Salzsäure	5	1:1	> 20 Sekunden	optimal
NaClO$_2$ (28%)	Salzsäure	9	1:1	> 10 Sekunden	zu stark

Nun zur Vorgehensweise:

---

77   Neue Erkenntnisse über die Wirksamkeit eines Aktivators haben gebracht, dass Salzsäure 5-6% noch bessere Ergebnisse bei der Herstellung von Chlordioxid ergeben. Drei große Vorteile: Die Mischung ist jetzt 1:1 und das Chlordioxid hat sich schon nach 10-30 Sekunden gebildet. Der Geschmack ist auch nicht ganz so abstoßend. Ob sich jetzt aus dem Natriumchlorit und dem Aktivator (Obstessig, Zitronensäure oder Salzsäure) wirklich das heilende Chlordioxid gebildet hat, kann man leicht überprüfen. Die erst farblose Flüssigkeit ist gelb-braun geworden. Das ist dann der Moment, in dem man mit Wasser oder Saft die Flüssigkeit verdünnen kann um sie zu trinken. (Quelle: http://www.alternativheilung.eu/html/mms.html

53

I. Zuerst nehmen Sie Ihre Natriumchloritflasche (MMS1). Lassen Sie nun vorsichtig die gewünschte Anzahl der Tropfen (zum Beispiel 6 Stück) in ein trockenes Wasser- oder Schnapsglas rollen. Empfehlenswert ist stets Glas oder Keramik, da sonst das Material angegriffen werden könnte.[78] Wegen irgendwelcher Bakterien im Behältnis brauchen Sie sich definitiv keine Gedanken zu machen, die überleben den ersten Ansturm nämlich nicht. Am besten stecken Sie die Verschlusskappe sofort wieder auf die Flasche, damit sie nicht verloren geht.

II. Dann nehmen Sie Ihre Säureflasche. Drehen Sie die Verschlusskappe auf, und neigen Sie dann vorsichtig die Flasche zur Seite. Gießen Sie jetzt vorsichtig 6 Tropfen der 5%igen Salzsäure zum im Glas befindlichen Natriumchlorit dazu.

III. Die Reaktion beginnt in dem Moment, in dem sich die beiden Flüssigkeiten miteinander vermischt haben. Sie sehen es daran, dass sich die farblich vorher durchsichtige und klare Natriumchloritlösung durch die Aktivierung langsam von gelblich bis hin zu braun verändert und sich zusätzlich ein stechender Chlorgeruch entwickelt. Die Wirkung lässt sich zusätzlich noch etwas steigern, wenn man das Mischglas während der Zeit der Aktivierung zum Beispiel mit einem Bierdeckel abdeckt.

IV. Jetzt verdünnen wir das aktivierte Produkt mit bis zu 0,25 Liter H_2O. Am besten eignet sich zur Verdünnung gefiltertes oder Dampfdestilliertes Trinkwasser. Das Wasser brauchen wir aus zwei guten Gründen:

a) Die Aktivierungsreaktion verlangsamt sich ab dem Moment der Wasserzugabe erheblich. Deshalb ist es besonders wichtig, das Wasser erst

---

78   Natriumchlorit gehört nicht in Kinderhände und darf auch auf keinen Fall mit Metall in Berührung kommen. Also bitte nicht mit einem Löffel umrühren! Ohne die Aktivierung darf es keinesfalls eingenommen werden. Was unserem Körper hilft, ist das Chlordioxid, nicht das Natriumchlorit, das lediglich als Ausgangsbasis dient. Und die Zeit, in der die Aktivierung läuft, sollte unbedingt eingehalten werden.

nach der kleinen Wartezeit von circa einer halben Minute[79] hinzuzufügen. Wenn Sie ohne Pause direkt Wasser, Säure und Natriumchlorit vermischen würden, müssten Sie Stunden warten, bis eine vergleichbar hohe Chlordioxidkonzentration erreicht wird.

b) Damit bekommen wir auch den letzten Rest MMS1 aus dem Glas heraus.

Wichtig: Das Mischungsverhältnis ist nur bei fünfprozentiger (5%) Salzsäure, fünfzigprozentiger (50%) Zitronensäure und fünfzigprozentiger (50%) Weinsteinsäure 1:1! Bei schwächeren Säuren wie z.B. einer fünfprozentigen (5%) Zitronensäure ändert es sich dementsprechend auf 1:5.

Hier ein praktisches Beispiel: Angenommen Sie möchten 7 Tropfen MMS haben. Dann nehmen Sie 7 Tropfen Natriumchlorit und 7 Tropfen Salzsäure (5%) und vermischen diese gut in einem Glas. Jetzt warten Sie in etwa 30 bis 60 Sekunden,[80] und dann füllen Sie mit ca. 0,2 Liter Wasser auf. That's all! Drink and enjoy!

---

79 Hat man länger aktiviert, ist es aber auch nicht schlimm, lediglich die Farbe der Mischung verändert sich in Richtung bräunlich-gelb.

80 Man kann die Wartezeit auf bis zu zehn Minuten ausdehnen.

Trink- und Abwasserdesinfektion:

Wirksamkeit von Chlordioxid und Chlor (Konzentration iodometrisch bestimmt) gegen das Bakterium Staphyloccus aureus: Prozent getöteter Bakterien bei verschiedenen pH-Werten nach 20 Minuten Desinfektion mit Chlordioxid oder Chlor. Chlordioxid findet Verwendung bei der Trinkwasserdesinfektion, in der es Chlor in einzelnen Ländern weitgehend ersetzt hat. In Deutschland ist es nach § 11 der Trinkwasserverordnung für die Trinkwasseraufbereitung zugelassen. Es ist gegen Bakterien genauso oder besser wirksam als Chlor und, im Gegensatz zu Chlor, auch gegen Viren und viele Protozoen (Einzeller) wirksam. Im Vergleich zu Chlor hat es den Vorteil aus organischem Material deutlich weniger chlorierte Kohlenwasserstoffe zu bilden. Aus dem chlorfreien Ozon (O_3) können diese bei der Trinkwasserdesinfektion gar nicht entstehen, Ozon kann jedoch mit natürlich im Wasser vorkommendem Bromid reagieren und daraus krebserregendes Bromat bilden. Bei dem schwächeren Oxidationsmittel Chlordioxid findet diese Reaktion nicht statt. In Deutschland setzten 1998 circa 9 % der Wasserwerke Chlordioxid ein (Natriumhypochlorit: 53 %, Chlor: 27 %); in den USA kam bei circa 10 % der Wasserwerke Chlordioxid als primäres Desinfektionsmittel zum Einsatz. Als Höchstwert für das im Wasser gebildete Chlorit nach der Desinfektion gelten in Deutschland und der Schweiz 0,2 mg pro Liter. In Deutschland ist die höchste zugelassene Konzentration nach der Desinfektion für Chlordioxid ebenfalls 0,2 mg/l, in der Schweiz beträgt sie 0,05 mg/kg. In den USA wird Chlordioxid zudem zur Verbesserung des Geschmacks und Geruchs von Trinkwasser verwendet, wenn diese durch Restverunreinigungen von Algen oder verrottender Pflanzen unbefriedigend sind. Auch gegen übel riechende phenolische Verunreinigungen ist Chlordioxid aktiv, da es Phenole ähnlich wie bei der Zellstoffbleiche oxidativ abbaut. (Quelle: http://de.wikipedia.org/wiki/Chlordioxid)

Doch versprach ich Ihnen im Titel ein Buch des geballten Wissens aus der Praxis und für die Praxis! Deshalb gebe ich an dieser Stelle wertvolle Tipps aus langjähriger Erfahrung weiter, die für echte MMS-Freaks pures Gold sind:

- Bei Verwendung einer hochreinen Natriumchlorit-Lösung und Salz-säure (reinst ph. Eur.) ist für Dosierungen bis etwa 7 Tropfen in aller Regel keine Geschmacksverbesserung nötig. Darüber hinaus wird für viele Menschen der Geschmack langsam aber sicher unerträglich. Der Würge- und Spuckreiz nimmt zu. Deshalb behelfen sie sich mit einem kräftigen Schuss Obstsaft.[81] Das ist prinzipiell auch möglich, aber benutzen Sie in diesem Fall bitte keine Fruchtsäfte mit zugesetz-tem Vitamin C (auch als Ascorbinsäure bezeichnet), denn das hebt die Wirkung von MMS teilweise wieder auf.[82]

- Um den Geschmack zu verbessern geben Sie eine Messerspitze Kristallsalz oder einige Tropfen Sole[83] in die fertige Mischung. Das Ergebnis ist der beliebte MMS-Harmonizer. Das machte die Sache zwar bekömmlicher, aber es reicht oft noch nicht aus, um große Mengen genüsslich hinunter zu spülen. Deshalb folgt jetzt ein Tipp, der es voll bringt.

- Eine winzige Zugabe von Natron[84] (ca. 1 Messerspitze) zur Kri-stallsalz-Sole neutralisiert die noch vorhandene Restsäure. Die Erklärung dafür: Wenn Sie Natriumchlorit (28%) im Verhältnis 1:1 mit Salzsäure (5%) mischen, enthält die mit Wasser verdünnte gelbliche Lösung hinterher noch einen kleinen Säureanteil. Der ist zwar in aller Regel vernachlässigbar gering, kann aber unter

---

81 Manche schwören auch auf Cola oder Tee. Nachdem man das oder Wasser oder Saft hin-zugefügt hat, kann man mit dem Trinken bis zu einer Stunde lang warten.

82 Wenn überhaupt, dann ausschließlich naturtrüben Apfel- oder Ananassaft ohne Vitamin-C-Zusatz!

83 Sole ist Wasser, das viel Salz enthält

84 Das bekommen Sie äußerst preiswert in jedem Drogeriemarkt. Die historische Bezeich-nung für Natriumcarbonat (Na_2CO_3) ist Soda, das in der Natur häufig zusammen mit Natriumhydrogencarbonat ($NaHCO_3$) vorkommt. Beide sind weiße Pulver mit alkalischen Eigenschaften.

Umständen für empfindsame Personen besonders ab einer Dosierung von mehr als fünf Tropfen aufwärts störend sein. Zur Verbesserung empfiehlt es sich, dem Chlordioxidwasser, also der bereits mit Wasser verdünnten Lösung, noch etwas Natron[85] bei zu fügen. Sie sollten etwas experimentieren, aber in etwa 1 bis 3 Messerspitzen Natron beseitigen in der Regel alle geschmacklichen und olfaktorischen Hemmnisse. Da Chlordioxid nicht mit Natron reagiert, beeinträchtigt der Extra-Zusatz nicht die keimtötende Wirkung. Wenn man dann das Ganze auch noch etwas süßt,[86] schmeckt es schon fast wie „Mellow Yellow",[87] also eine mit Aspartam[88] oder anderem Süßstoff aufgemotzte Limonade.

• Ein Überschuss an Säure lässt sich notfalls auch anders vermeiden beziehungsweise etwas begrenzen: Man hält das Verhältnis von 1 Tropfen Natriumchlorit zu 1 Tropfen Salzsäure 5% nicht genau ein, sondern nimmt stattdessen ab etwa 5 Tropfen 1 bis 2 Tropfen weniger Säure und aktiviert dafür bis zu 3 Minuten. Wenn Sie freilich absolut sicher gehen wollen, dass Ihr MMS bar jeder Säure ist, sollten Sie besser die geschilderte Variante mit Natron anwenden.

Hier ein praktisches Beispiel: Nachdem ich zum Beispiel 7 Tropfen Natriumchlorit mit 7 Tropfen Salzsäure (5%) gute 30 bis 60 Sekunden lang aktiviert habe, gebe ich etwa 200ml kühles gefiltertes Wasser hinzu, dann 7 Tropfen Natron-Lösung (oder 1 bis 2 Messerspitzen) und 3 Tropfen Himalaja-Kristallsalz-Sole. Spätestens jetzt habe ich innerhalb von Sekunden ein MMS, das fast gänzlich vom nachteiligen Chlor-Geruch und Geschmack befreit ist, aber dennoch zu 100% wirksam bleibt. Durch die Zugabe von Natron und Kristallsalz wird die Qualität von MMS ganz erheblich verbessert. Machen Sie unbedingt Ihre

---

85   erhältlich als Pulver und Tabletten in Drogeriemärkten; man kann sich daraus auch eine gesättigte Natron-Lösung herstellen, die bei Bedarf Anwendung findet. Dazu lösen Sie etwa 1g Natron in 30 ml Wasser auf.
86   Ich bevorzuge ein südamerikanisches Süßkraut, das Sie in der EU nur für selbst gemachte Zahnpasta verwenden dürfen. (s. www.stevia-laden.de)
87   US-Bezeichnung, in etwa: Urinade
88   gefährlicher Süßstoff der Fa. Monsanto (s. www.aspartamekills.com u.ä.)

eigenen Erfahrungen damit! Durch die beiden Zusätze haben Sie jetzt nämlich ein pH-neutrales Chlordioxid-Wasser, und das wollten Sie ja im Endeffekt. Die Salzanteile, die von der Salzsäure nach Abgabe der Säure und dem Natriumchlorit stets übrig bleiben, werden durch die Zugabe natürlichen Salzes in ihrer Schwingung deutlich harmonisiert.[89]

Natriumchlorit	+Säure	Glas schwenken	=Aktivierung	+Wasser	= aktiviertes MMS1
Mischungsverhältnis:	a) 1:1 b) 1:5	Glas abdecken	a) > 20 Sek. b) > 3 Min.	+1 Ms. Natron + Saft	

Haben Sie einen empfindlichen Magen, können Sie eine Viertelstunde vor der Einnahme auch etwas tafeln, zum Beispiel einen Apfel, aber es vermindert die Wirkung. Besser ist es, wenn man mindestens noch eine Stunde bis nach dem Essen wartet. Dann bleibt es auch eher da, wo Sie es ursprünglich haben wollten.

---

89 Jim Humble empfiehlt bei einer Chlordioxid-Überdosierung Natron gegen die damit einhergehende Übelkeit. Natron reagiert jedoch nicht mit Chlordioxid, und so wird letzteres nicht in seiner Wirkung beeinträchtigt. Der wahre Grund für diesen Ratschlag liegt an der Eliminierung des starken Säureüberschusses im Körper, der durch Verwendung von Zitronensäure als Aktivator und durch die Chlordioxidwirkung an sich entsteht.

Kapitel VII

Nehmen ist seliger als geben

„Der eine wartet, dass die Zeit sich wandelt,
der andere packt sie kräftig an und handelt."

Dante Alghieri, italienischer Dichter

Die Anwendungsmöglichkeiten von MMS sind wahrlich breit gefächert. Es kann nämlich oral, über die Haut, mittels Inhalation, per Infusion und selbst als Einlauf zugeführt werden. Was jedoch immer wieder betont werden muss ist der Fakt, dass jeder, der MMS zu sich nimmt, dies absolut auf eigene Verantwortung tut. Legal ist die Einnahme von $NaClO_2$ wegen einer behaupteten Vergiftungsgefahr nämlich verboten. Was ja auch Sinn macht, wenn man sich das Zeugs literweise einverleiben will. Zwar sprechen wir hier nicht von Litern, sondern nur von ein paar popeligen Tropfen, aber das macht für den (gekauften) Gesetzgeber natürlich keinen Unterschied. Mal ganz abgesehen von diesen Betrachtungen stellt sich ganz nebenbei die Frage, wie man einem erwachsenen Menschen verbieten will, irgendetwas in sich hinein zuschütten? Das ist schlechterdings unmöglich, aber nichts desto trotz bleibt der Fakt, dass wir uns als Nutzer auf schulmedizinisch ungesichertem Terrain befinden, weil es eben keine „wissenschaftlichen" Beweise gibt.[90] Aus diesem Grund darf MMS auch nicht als Medikament bezeichnet werden.

Rein prinzipiell gilt: „Jeder, der eine solche Kur durchführt, tut es in Kenntnis, dass die Therapien nicht ‚wissenschaftlich nachgewiesen sind'. Allerdings kann ich Ihnen sagen, dass die Medizin nicht

---

90 Was anscheinend auch nicht stimmt, denn Humble schreibt in seinem Buch, dass man in einigen afrikanischen Ländern sehr wohl gründliche Untersuchungen angeleihert hat. Leider konnte ich mir die für dieses Buch nicht besorgen.

wissenschaftlicher ist als Erdkunde und Geschichte und niemals eine exakte Wissenschaft (im Vergleich zu Physik und Mathematik) gewesen ist. Deswegen ist die Medizin mitnichten, und nicht mal für sich selbst in der Lage je einen ‚wissenschaftlichen' Beweis zu erbringen. Dies wurde von höchstrichterlicher Stelle bestätigt. (…) Die pharmazeutische Schulmedizin erschleicht sich einen wissenschaftlichen Anschein, dem sie niemals gerecht werden kann, und zerstört dabei munter alles, was sich in den Weg der Chemie stellt."[91] Wie sehr sie das tut und vor allem wie skrupellos kann man sich im Internet ansehen: Dr. Mathias Rath – Das Chemie-Pharma-Öl-Kartell (vom 2. Weltkrieg bis heute).[92] Dieser blendende Vortrag hat mich im Kern mehr geschüttelt als MMS das jemals könnte.

An dieser Stelle kann und muss ich also meine Erfahrungen und die, welche mir zugetragen wurden, weitergeben, was bedeutet, dass letzten Endes jeder für sich die optimale Dosis und Anwendung selber herausfinden muss. Das klingt jedoch Schlimmer als es ist, denn um das Ganze einigermaßen geordnet angehen zu können hat Jim Humble auf der Basis tausendfacher Erfahrungen so genannte Protokolle[93] erstellt, welche den Einstieg mit MMS anleiten und erleichtern. Wenn man sich an sie hält sind sie wie ein Ariadnefaden, der einem durch alle Höhen und Tiefen zuverlässig die Richtung weist. Man kann sich daran entlang hangeln, doch dazu kommen wir gleich. Letzten Endes ist es ziemlich egal, welchem man folgt. Oft sind die Ergebnisse wie erwartet, manchmal besser und soweit ich weiß ab und an auch schlechter, was wiederum mit der Erwartungshaltung oder der Selbstdisziplin zu tun haben mag, aber egal: Irgendetwas geschieht immer, und alles kommt stets der Erfahrung zu gute. Zumindest haben wir stets die Gelegenheit, uns

---

91   Hier sind ursprünglich naturheilkundliche Therapien weit ab von MMS gemeint, aber der Satz war zu gut, um ihn in diesem Zusammenhang außen vor zu lassen. (s. www.alix-naturheilzentrum.de/)

92   s. www.youtube.com/watch?v=IKYzbE8Btu0 und auch: www.profit-over-life.org

93   z.B. funktioniert eine Kur mäßige Einnahme, bei der nur einmal am Tag MMS genommen wird, folgendermaßen: Man beginnt mit 3 Tropfen am ersten Tag und steigert sich jeden Tag um einen weiteren bis man bei ca. 15 Tropfen/Tag abgekommen ist. Dann geht man auf eine Dosis von je 8 Tropfen morgens und abends (16 Tropfen/Tag). Diese Dosierung steigert man wieder um 1-2 Tropfen täglich bis man bei je 15 Tropfen morgens und abends (30 Tropfen/Tag) angekommen ist. Dieses Dosis sollte man 1 ganze Woche lang durchhalten.

in Dingen Eigenverantwortung zu stärken. Schauen wir uns jetzt die prinzipiellen Anwendungsmöglichkeiten an. Da gibt es zuerst einmal:

i. die Schluckspecht-Methode

Dass man MMS schluckt ist altbekannt. Wenn man nicht gerade tödlich erkrankt ist, beginnt man in aller Ruhe mit 1-2 Tropfen am ersten Tag. Danach steigert man sich nach einem erprobten System, das im nächsten Kapitel ausführlich beleuchtet werden wird. Vermutlich ist dies die am weitesten verbreitete Methode, ganz einfach deshalb, weil sie wenig Vorbereitung erfordert und konsequent angewandt gute Ergebnisse hervor bringt. Gerade bei Kurzanwendungen ist sie hervorragend.

Für seine erste groß angelegte Kur sollte man seinen Urlaub möglichst in Nähe eines Badezimmers verbringen. Zumeist gurgelt es ab einem bestimmten Punkte böse im System, bloß weiß man eben nie genau wann. Und dann hat man es auf einmal verdammt eilig, denn die Post geht ab – Shit happens! Ich zumindest habe halbe Nächte lesend im kleinsten Zimmer meines Hauses verbracht, denn die Latte des zu Leistenden hängt irgendwann ziemlich plötzlich ziemlich hoch. „Immer sollte man als Zieldosis 15 plus 15 Tropfen vor Augen haben. Man kann natürlich auch nach dem beschriebenen Standardprotokoll vorgehen und sich so zügig wie zumutbar auf 15 Tropfen pro Tag hocharbeiten, dann auf 2x täglich 15 Tropfen und schließlich auf 3x täglich. Die Dosis von 3x täglich 15 Tropfen sollte man eine Woche lang beibehalten. Als allgemeine Zieldosis gelten 15 Tropfen 2x bis 3x täglich. Für Kinder fällt sie natürlich geringer aus. Dosis für Kinder: In der Regel nimmt man pro 25 Pfund Körpergewicht (11,4 kg) 3 Tropfen MMS. 2x täglich 15 Tropfen sind die Richtdosis für einen Erwachsenen von 150 Pfund (68,1 kg) oder weniger; 3x täglich 15 Tropfen sollten Personen nehmen, die mehr als 150 Pfund wiegen. Eine Dosis in dieser Höhe stellt sicher, dass der Körper frei ist von schädlichen Mikroorganismen und Schwermetallen. Hat man diese Dosis eine Woche lang beibehalten, sollte man zurück auf eine vorsorgliche Dosis von 6 Tropfen 2x pro Woche gehen."[94] Aber kein Stress: Es geht auch leichter wie Sie noch sehen werden.

ii. besser legal als illegal und scheißegal

Die Aufnahme über die Haut ist schon weniger bekannt, hat aber den angenehmen Vorteil absolut legal zu sein. „Und wenn offizielle Stellen den Menschen dieses MMS nicht als natürliches Antibiotikum überlassen wollen, dann müssen wir es uns eben selbst beschaffen – selbstverständlich nur zur Trinkwasseraufbereitung, denn dafür wird Natriumchlorit ja seit Jahrzehnten erfolgreich eingesetzt."[95] Wir können uns also ganz entspannt in unserem desinfizierten Wannenbad zurück lehnen, denn wir verstoßen nicht einmal gegen ein Gesetz. Das ist doch etwas.

„Für einige Menschen bedeutete diese Methode den Durchbruch. Schon ein zwanzigminütiges MMS-Bad hat bewirkt, dass Personen, die zuvor oral nie mehr als 7 Tropfen vertragen haben, plötzlich eine sehr viel höhere Menge an Chlordioxidgas vertrugen, ohne dass ihnen übel wurde. Der Grund dafür? Bakterien und andere Erreger auf bzw. unter der Haut werden abgetötet und nach außen abtransportiert. So verlässt ein Großteil der Rückstände den Körper und zirkuliert nicht länger im Blutkreislauf."[96] Eine größere Wassermenge hat keinen Einfluss auf die weitere Entstehung von Chlordioxid. Von daher ist es völlig egal, wie voll Sie Ihre Wanne machen. Man sollte aber gut 20-30 Tropfen MMS mit der doppelten Menge Salzsäure (5%) aktivieren und zusammen in die Wanne kippen. Das Verhältnis von 1:2 sorgt dafür, dass sich das Chlordioxid viel schneller freisetzt und nicht wie sonst über einen Zeitraum von zwei Stunden. Wenn Sie hingegen lange in der Badewanne hocken wollen, bleiben Sie bei der gewohnten Ratio von 1:1. Kleiner Tipp am

---

94   http://www.jimhumblemms.de
95   http://www.jimhumblemms.de
96   ibid.

Rande: Zur besseren Verträglichkeit kann man 1 Esslöffel Kristallsalz hinzufügen.

MMS1 als Badezusatz				
	Natriumchlorit	+ HCl (5%)	Mischung	
> 1 Stunde	20-30 Tropfen	Glas schwenken	**1:1** *> 20 Sek.*	= aktiviertes MMS1
< 1 Stunde	20-30 Tropfen	Glas schwenken	**1:2** *> 20 Sek.*	= aktiviertes MMS1

Das Mindeste, was ich aus Erfahrung sagen kann, ist, dass die Haut richtig sauber wird und die Kopfschuppen verschwinden. „Offene Stellen heilen dank der desinfizierenden Wirkung von MMS gemeinhin schnell. Legen Sie sich in die Badewanne. Legen Sie sich erst auf die eine, dann auf die andere Seite. Benetzen Sie ihren ganzen Körper mit dem Badewasser – Arme, Hals, Haare, Gesicht, lassen Sie keine Stelle aus. Wenn Sie einst Fieberbläschen hatten, reiben Sie die betroffenen Stellen an Lippen oder Nase mit Wasser ein. Wenn Ihnen Wasser in die Augen gerät, wischen Sie es einfach weg. MMS brennt nicht in den Augen wie Shampoo. Gießen Sie sich mit einer Tasse auch Wasser über den Kopf. Lassen Sie noch einmal heißes Wasser nachlaufen. Hitze öffnet die Poren, und so dringt MMS bis ins Muskelgewebe vor. Massieren Sie das Wasser in die Kopfhaut ein. Ab dem dritten Bad kann es vorkommen, dass Muttermale abzublättern beginnen. Reinigen Sie die Wanne erneut, nachdem Sie das Bad beendet haben.“[97]

---

97 ibid.

iii. feste Gas geben

Die Variante einer Aufnahme über die Lunge per Inhalation verriet mir ein Bekannter, der bei einer starken Bronchitis damit innerhalb weniger Minuten eine starke Linderung seiner Beschwerden erreichen konnte. Er hatte 6 Tropfen MMS aktiviert und mit etwa 150ml Wasser verdünnt. Von dieser Mischung gab er etwas in einen Ultraschall-Vernebler um den fein verteilten Chlordioxidnebel zu inhalieren. So wird festsitzender Schleim innerhalb von Sekunden verflüssigt und kann leicht abgehustet werden.

Um Chlordioxidgas großflächig zu verwenden gibt es zudem die Methode des „Gas-Sacks". Dazu klebt man sich erst einmal zwei Mülltüten aneinander, um eine riesig große zu bekommen. Dann aktiviert man 6 bis 10 Tropfen MMS1 ohne Wasserzugabe in einer sauberen Schüssel, die man unten in den Sack stellt. In den steigt man anschließend (ohne Kleidung) selber und zieht ihn sich bis zum Hals hoch. Es versteht sich ja wohl von selbst, dass man dafür sorgt, dass möglichst kein Gas entweicht, und das nicht nur, weil das Einatmen desselbigen ungesund ist.

Es gibt noch eine andere Möglichkeit das Gas bei Hautkrankheiten gezielt zu nutzen. Man aktiviert 6 bis 10 Tropfen MMS1 in einem Cognacglas, wartet ca. 20 Sekunden und drückt danach das Glas auf die erkrankte Stelle. Das Gas sollte gut 15 Minuten einwirken.

iv. die harte Tour

Ich habe von vier Nutzern gehört, die sich mehrmals Infusionen mit Chlordioxid gegeben haben. Einer spritzte sich mit einer 20 ml Spritze selbst ein paar Tropfen MMS verdünnt mit 0,9% isotonische Kochsalzlösung in die Vene. Er berichtete, dass grippale Infekte oder Erkältungssymptome innerhalb von 20 Minuten nahezu vollständig verschwinden. Man solle jedoch nicht dieselbe Vene an zwei aufeinander folgendenTagen nehmen, da sich sonst Reizungen und Verhärtungen durch eine Überlastung des Gewebes einstellen könnten.

Sollten Sie sich wirklich für die harte Tour entscheiden, so brauchen Sie:

• einen 250-ml-Beutel mit Kochsalz- oder Glukoselösung sowie Infusionsnadel und -schlauch. Für einen Tropf, der etwa eine Stunde dauern soll, besser nicht mehr als 250 ml Lösung zu nehmen, weil mehr Flüssigkeit zu Wasser in den Lungen führen kann.

• 1 Flasche MMS

• 1 Flasche mit einer adäquaten Säure

• 1 Subkutanspritze

• eine erfahrene Krankenschwester oder einen Arzt

Nun brauchen Sie ein trockenes Glas, das Sie nicht sterilisieren müssen, weil dies durch die MMS-Lösung automatisch geschieht. Geben Sie 1 Tropfen MMS und 1 Tropfen der Säure hinein, schwenken Sie es, und warten Sie 1 Minute. Jetzt ziehen Sie mit der Spritze einige Milliliter Kochsalzlösung aus dem Infusionsbeutel, die Sie ins Glas geben. Feste Schwenken, danach spritzen Sie die durchmengte MMS-Lösung zurück in den Beutel, den sie dann leicht schütteln, um das MMS gut zu verteilen. Nun ist Ihre Lösung gebrauchsfertig. „Stellen Sie den Tropf so ein, dass er etwa eine Stunde braucht, um durchzulaufen. Falls es eine Herxheimer-Reaktion gibt, so stellt sich diese meist nach ein bis zwei Stunden ein. Halten Sie den Patienten warm. Meist hält die Reaktion nicht länger als zwei Stunden an.

Geben Sie am zweiten Tag erneut dieselbe Dosis, eventuell auch zweimal, morgens und abends. Bleiben Sie bei dieser Dosis, bis sich keine Herxheimer-Reaktion mehr einstellt, und geben Sie erst dann die nächsthöhere Dosis. Bleiben Sie auch bei dieser Menge wieder so lange, bis sie keine Reaktion mehr verursacht. Steigern Sie auf diese Weise, bis

Sie bei 22 Tropfen MMS und 110 Tropfen Säure angelangt sind. Geben Sie diese Menge so lange, bis der Patient sich wieder ganz wohlauf fühlt. Natürlich sollten Sie den Patienten beobachten und sicherstellen, dass eine Reaktion tatsächlich eine Herxheimer-Reaktion ist und kein anderes Problem. Machen Sie den Patienten nicht kranker, als er schon ist."[98]

Eine Infusion ist sehr wirkungsvoll, da das MMS in höherer Konzentration an Bereiche herankommt, die bei einer oralen Aufnahme nicht so effektiv erreicht werden. Wird MMS jedoch venös (in Form einer Spritze oder Infusion) verabreicht, sollte vorzugsweise etwa 25%ige Glukoselösung als Infusionslösung genommen werden. Es kann auch normales 0,9% NaCl verwendet werden, die Glukose verhindert jedoch ein Absinken des Blutdrucks, der bei einer MMS-Infusion abfallen kann. Daher muss er regelmäßig kontrolliert werden. Bei Anzeichen einer Kreislaufschwäche, Schwindel oder Unwohlsein muss die Tropfgeschwindigkeit verringert, eine Pause eingelegt oder die Infusion gar abgebrochen werden.[99]

Normalerweise tut eine Infusion nicht weh. „Wenn es zu Schmerzen kommt, dann meist deshalb, weil die Nadel nicht richtig gesetzt ist oder weil eine der Venen in der Hand verwendet wird. Ich weiß nicht, warum die Hand so empfindlich ist, aber es scheint tatsächlich an der Hand zu liegen. Es muss eine Reaktion der Nerven sein; an der Säure jedenfalls kann es nicht liegen. Wenn der Schmerz von der Vene herrührte, dann würde nur die Vene selbst wehtun, aber stattdessen schmerzt der

---

98   www.jimhumblemms.de

99   Ein uns bekannter Heilpraktiker hat die Möglichkeiten einer MMS-Infusionen an seiner experimentierfreudigen Sekretärin ausprobiert. Die Frau war mittleren Alters und gesund. Die Infusionen wurden täglich über einen Zeitraum von 15 Tagen gegeben. Die Dosis wurde von 12 Tropfen gesteigert bis auf 27 pro 250ml Glukose-Infusion. Die Dauer lag jeweils bei etwa 45 min. Bis auf den letzten Tag sind keine Kreislaufbeschwerden oder andere Probleme aufgetreten. Am letzten Tag und der höchsten Dosierung klagte die Probandin über Unwohlsein und Schwächegefühl. Es wurde ein Blutbild gemacht, worauf sich herausstellte, dass der Hämoglobinwert auf 13 abgefallen war. Die Infusionstherapie wurde abgebrochen und Blutbildende Substanzen gegeben (viel Eisen). Es gab keine Spätfolgen oder Komplikationen.

gesamte Arm. Wird die Nadel dagegen im Arm gesetzt, treten so gut wie nie Schmerzen auf. Die Nadel muss Haut und Vene an derselben Stelle durchstechen. Wenn die Nadel unter der Haut an der Vene entlang gleitet und erst dann in die Vene sticht, tut es weh, und meist entzündet sich die Stelle. Das Ganze erfordert also eine Art wissenschaftliches Geschick – setzen Sie die Nadel richtig, und es gibt keine Schmerzen. Aber schon die geringste Menge MMS unter der Haut löst Schmerzen aus, die meist immer schlimmer werden. Viel Glück."[100] Nun ja, Glück haben wir in der Tat, denn die aktuellen MMS-Protokolle (1.000er und 2.000er) haben derartig gute Wirkungen, dass wir die Infusionen nicht mehr brauchen.

---

100 www.jimhumblemms.de

v. die anale Phase

Die Aufnahme über den Darm ist zumindest für erfahrene Fastende bequem, da sie schon wissen, was ein Klistier ist und wie es funktioniert. Allerdings sollte man sein physisches Endstück vor Beginn einer MMS-Dosis schon mal gut vorreinigen, damit es hinterher nicht so gewaltig schäumt und gurgelt.[101] Die Menge und die Schnelligkeit des Einlaufs sollten dabei so gewählt werden, dass das MMS1 möglichst lange im Darm verweilen kann. Erfahrungsgemäß tun es so in etwa 3 bis 10 Tropfen, in besonderen Fällen auch mehr, die in einer körperwarmen isotonischen Salzlösung appliziert werden. Die rektale ist nach der Infusion die schnellste Form der Aufnahme und eignet sich ganz besonders für Säuglinge, Kleinkinder und pflegebedürftige oder demente Personen. „MMS-Einläufe können genauso effektiv sein wie Infusionen, da MMS durch beide Methoden sowohl ins Blutplasma als auch in die roten Blutkörperchen gelangt. Das zumindest ist die Meinung mehrerer Biologen und anderer Wissenschaftler, die dies untersucht haben. Bei der oralen Einnahme von MMS gelangt das Chlordioxid über Magen und Darm in die roten Blutkörperchen. MMS auch ins Blutplasma zu bekommen, hat den Vorteil, dass es so auch Stellen erreicht, an die die roten Blutkörperchen nicht gelangen."[102]

Aus eigenem Erleben kenne und nutze ich die Möglichkeiten 1,2 und 5. Da ich persönlich etwas gegen Löcher in meiner Armbeuge habe, bevorzuge ich kategorisch die orale Anwendung. Gerade auch dann, wenn ich nur saisonal auf eine Grippe einwirken möchte. MMS-Bäder

---

101 „Hier das Einlauf-Protokoll: Führen Sie zuerst eine Darmspülung mit etwa einem Liter sauberem Wasser durch. Wenn Sie möchten, können Sie noch einen Esslöffel Salz, eine halbe Tasse Aloe-Vera-Saft oder einen anderen, von Ernährungswissenschaftlern empfohlenen Zusatz hinzufügen, aber keinesfalls Kaffee. Führen Sie diese Spülung zwei- bis dreimal hintereinander durch. Lassen Sie jede so lange wie möglich im Darm, und machen Sie einige gymnastische Übungen oder massieren Sie sich den Bauch, bevor Sie sich entleeren. Ein Katheter ist empfehlenswert, aber kein Muss. Ein Katheter ist ein etwa 50 Zentimeter langer, elastischer Schlauch, der am Ende abgerundet ist und daher keine scharfen Kanten hat. Wenn Sie einen solchen besitzen, führen Sie ihn etwa 30 Zentimeter tief ein, und lassen Sie die Spülung hindurch laufen." (http://www.jimhumblemms.de)

102 www.jimhumblemms.de

70

sind auch prima, verlangen aber Zeit und Muße und vor allem eine Badewanne. Dafür gibt es dann aber auch keinerlei Probleme bezüglich des Geschmacks oder gar „Law and Odour". [103] Sauber sollte die Wanne sein, sehr sauber, und zwar aus dem Grund, dass sich das MMS nicht an irgendwelchen Seifepartikeln und so weiter abarbeitet. Aus demselben Grund dürfen auch keine weiteren Zusätze wie Öle etc. im Wasser verwendet werden. Per ano[104] klappt ebenfalls ganz hervorragend, ist aber reichlich kompliziert und zeitintensiv. Insbesondere brauche ich dazu ein Badezimmer für mich ganz alleine und das am besten für eine gute ungestörte Stunde. Ich habe alle diese drei Möglichkeiten auch schon gleichzeitig angewandt, aber lasst es besser bleiben! Der Schuss ging nach hinten los.

---

103 Engl.: Gesetz und Gestank, Geruch (eigentl. Order = Ordnung)

104 Ganz prima gefiel mir die Möglichkeit bei einer gründlichen Colon-Hydro-Therapie MMS1 zusätzlich mit ins Spiel zu bringen. Das Wasser nimmt es wirklich in die abgelegensten Winkel und Ritzen des Gekröses mit. Ich nahm 5 Tropfen MMS1 im Mischungsverhältnis 1:2.

Kapitel VIII

Das erprobte Procedere

„Der Mensch hat dreierlei Wege klug zu handeln. Erstens durch nachdenken, das ist der Edelste, zweitens durch Nachahmen, das ist der Leichteste und drittens durch Erfahrung, das ist der Bitterste."

Konfuzius, chinesischer Weiser

Natriumchlorit ist ausschließlich für die Desinfektion von Trinkwasser zugelassen und von Hause aus nicht zur Behandlung von Krankheiten gedacht. Daran wird sich auch vermutlich nichts ändern, und daher erfolgt die Einnahme von MMS stets eigenverantwortlich. Aus demselben Grund ist es auch sicher vor Kindern aufzubewahren. Mal Hand aufs Herz: Im Grunde genommen käme doch wohl kaum jemand auf die Idee, sich $NaClO_2$ freiwillig hinter die Binde zu kippen, wenn er nicht vom offiziellen Gesundheitswesen so enttäuscht wäre. Was bleibt einem aber auch anderes übrig? Die echten Koryphäen kann man nicht bezahlen, und die Leistungen der Krankenkassen helfen oft nicht weiter. Dazu kommt noch, dass man an jeder Ecke zuzahlen soll. Also muss man entweder siechen oder sich selber helfen – und das zumeist ohne medizinische Kenntnisse und ohne großen monetären Aufwand. Klar, dass man sich da für jede herangetragene Außenseitermethode interessiert, welche Erfolge verspricht. Und im Falle von MMS hat man zumindest den großen Vorteil, sich anhand der im Internet niedergelegten Ergebnisse anderer schlau zu machen. Zusätzlich kann man sich auch das Buch Humbles kostenlos auf den PC oder Mac herunterladen, und es sich dann im Kopiercenter ausdrucken und heften lassen um es anschließend aufmerksam zu studieren. In verschiedenen Foren[105] hat man

---

105 z.B. www.mms-selbsthilfe.de, www.symptome.ch, www.mmshealthyforlife.com

außerdem die Möglichkeit Fragen zu stellen, die zumeist von diversen Anwendern auch liebevoll und kompetent beantwortet werden.

Ist man endlich willens und davon zutiefst überzeugt, es hier mit einer reellen Möglichkeit zu tun zu haben, kommt der nächste Schritt, der einen noch mehr ins Handeln bringt: Man sucht sich eine überzeugende Bezugsquelle. Und eines schönen Tages stehen dann vor einem zwei kleine Plastikfläschchen, deren Inhalt man peinlich genau vermischen soll. Los geht es, aber ach... Das Zeug dunstet nach der erfolgten Aktivierung fürchterlich, es schmeckt in etwa so übel wie es riecht und aussieht und auf der Verpackung prangen zu allem Überfluss die Warnungen des Rechtsstaates, welche vor dem Verzehr beider Chemikalien eindrücklich warnen wollen. Kurzum: aller Anfang ist schwer.

Wer sich bis hierher vorgearbeitet hat ist, das muss ich anerkennen, schon richtig weit gekommen. Doch beginnt jetzt die nächste Runde voller quälender Unsicherheiten, nämlich ob man alles „richtig" macht? Dazu gesellt sich bald die Frage, wie es eigentlich weiter gehen soll? Welche adäquate Dosis für welches Problem und wie lange in Tagen/Wochen muss ich mich damit abrackern? Und gibt es vielleicht noch andere Möglichkeiten des Usus, wenn ich an etwas herumlaboriere, auf das alle bisher vorgefundenen Informationen nicht besonders gut zu passen scheinen?

An dieser Stelle greifen die Protokolle. Sie mussten ganz einfach aus einer existentiellen Notlage heraus entstehen, denn „wir verfügen nicht über Millionen von Dollar, ja uns stehen für unsere Forschungen nicht einmal mehrere tausend Dollar zur Verfügung. Aber mich rufen viele Leute an und bitten um Rat, den ich ihnen gebe, und manche rufen mich einige Zeit später erneut an, um mir mitzuteilen, wie die Behandlung angeschlagen hat. Ich stütze mich mit meinen Schlussfolgerungen auf die Erfahrungen der Personen, die mich zurückrufen, wie auch auf die der Menschen, die in Mexiko bei mir persönlich vorbeikommen."[106] Und durch das Zusammenführen der vielen Informationen aus den

---

106 www.jimhumblemms.de

Erfahrungen Betroffener schält sich langsam aber sicher heraus, wie man in welchen Fällen am Besten vorgehen kann. Hält man sich konsequent an das erprobte Procedere, kann man eigentlich nicht mehr allzu viel „falsch machen". Vorsicht ist aber stets besser als Nachsicht, und deshalb an dieser Stelle noch ein wichtiger Hinweis: MMS1 niemals ohne Säure verwenden, da es extrem alkalisch ist!

Und jetzt kommt das klassische Standart-Protokoll, das zu durchlaufen ist (war), wenn man ein für alle Mal „mit allem durch sein möchte". Da es zuverlässig funktioniert, ist es sicherlich nicht falsch, wenn man zumindest davon gehört hat.

1. Am einfachsten ist es sicherlich, sich einzuschleichen. Deshalb beginnen wir bedächtig und vorsichtig (d.h. mit 1 Tropfen/1. Tag morgens oder abends)
2. Steigere jeden Tag um 1 weiteren Tropfen (d.h. für den 2. Tag je 1 Tropfen morgens/1 Tropfen abends)
3. Steigere am 3. Tag um 1 weiteren Tropfen (d.h. entweder morgens/2 Tropfen und abends/1 Tropfen oder umgekehrt)
4. Das geht immer so weiter bis man bei 7 Tropfen morgens/8 Tropfen abends bzw. umgekehrt angelangt ist (oder auch 3x am Tag je 5 Tropfen)[107]
5. Man steigert jeden Tag um 1 weiteren Tropfen in der gewohnten Umlage auf morgens/(mittags)/abends bis man bei einer Dosis von 30 Tropfen/Tag angelangt ist. Die sollte man eine ganze Woche

---

107 Man kann seine MMS-Rationen auch drei Mal täglich konsumieren, also morgens nüchtern vor dem Frühstück, mittags vor dem Mittagessen und abends vor dem Schlafengehen. Entscheidend ist, dass man sich damit wohl fühlt.

durchhalten. Danach darf man mit der Einnahme erstmal pausieren und sich über seine Erfolge freuen.[108]

6. Nach ein paar Tagen kann man mit einer Erhaltungsdosis beginnen.[109]

7. Wie überall im Leben bestätigen Ausnahmen die Regeln: Beim Punkt 5 ist für die meisten Menschen Schluss, doch gibt es Fälle, in denen man mit dem bisher Erreichten noch nicht zufrieden sein kann. Also bessert man nach und steigert im gewohnten Tempo weiter bis auf 15 Tropfen/3x täglich. Diese Menge behält man eine ganze Woche bei.

Vorausgesetzt alles läuft prächtig, d.h. ohne mittelschwere Rückschläge durch etwaige los getretene Entgiftungsreaktionen, die uns unter Umständen zum Pausieren zwingen können, dann sieht die Vorgehensweise zumindest in der Theorie tabellarisch so aus:

---

108 Sobald Sie diesen Schritt abgeschlossen haben, wird ein Großteil der Viren, Bakterien und Pilzlast aus Ihrem Körper verschwunden sein. Ihr Körper wird sauber sein. Sie müssen nicht länger darauf achten, den Mikroorganismen möglichst wenige Nährstoffe zukommen zu lassen. Stattdessen können Sie sich beim Essen auf die Zufuhr von hochwertigen Nährstoffen konzentrieren. Der Diabetes wird verschwunden sein, und Sie müssen sich über Zucker keine Gedanken mehr machen, denn Ihre Bauchspeicheldrüse wird nicht länger mit einem Insulinschock reagieren. Sie wird nur noch gerade so viel Insulin freisetzen, wie Sie zur Aufrechterhaltung des Blutzuckerspiegels benötigen (Sie werden nach dem Genuss eines Schokoriegels nicht mehr müde sein). Damit wird Ihr Körper wieder in der Lage sein, Vitamine, Mineralien und viele andere Nährstoffe aufzunehmen, die ihm bislang vielleicht gefehlt haben. Mit der Zeit sollte es Ihnen immer besser gehen. Hören Sie nicht auf, das MMS zu nehmen. (ibid.)

109 Humble empfiehlt hierzu eine Menge von 4 bis 6 Tropfen täglich für ältere Menschen oder 2x wöchentlich 4 bis 6 Tropfen für jüngere Menschen.

Tag	Tropfen morgens	Tropfen abends	Tag	Tropfen morgens	Tropfen abends
1	1	0	24	12	12
2	1	1	25	13	12
3	2	1	26	13	13
4	2	2	27	14	13
5	3	2	28	14	14
6	3	3	29	15	14
7	4	3	30	15	15
8	4	4	31	16	15
9	5	4	32	16	16
10	5	5	33	17	16
11	6	5	34	17	17
12	6	6	35	18	17
13	7	6	36	18	18
14	7	7	37	19	18
15	8	7	38	19	19
16	8	8	39	20	19
17	9	8	40	20	20
18	9	9	41	21	20
19	10	9	42	21	21
20	10	10	43	22	21
21	11	10	44	22	22
22	11	11	45	23	22
23	12	11			

Meiner ganz privaten Erfahrung nach ist es sehr sinnvoll abends anzu-
fangen, denn dann ist die nächste Toilette nicht allzu weit. Weil bei den
ersten Tropfen tagelang anscheinend nicht viel passierte, unterschätzte
ich ehrlich gesagt die durchschlagende Wirkung von MMS gewaltig –
und danach nie wieder. Auch unterstützt eine warme Bettdecke oder
Wärmflasche wundervoll das Gerumpel im grummelnden Gekröse.
Überdies würde ich vorzugsweise die Einheiten pro Tag spätestens ab
9 Tropfen über drei Termine verteilen. Dann sieht das Ganze in einer

tabellarischen Übersicht, voraus gesetzt, man hält den Konsum ohne große Schwierigkeiten kontinuierlich durch, folgendermaßen aus:

Tag	Tropfen morgens	Tropfen mittags	Tropfen abends	Tag	Tropfen morgens	Tropfen mittags	Tropfen abends
1	0	0	1	24	8	8	8
2	1	0	1	25	8	8	9
3	1	0	2	26	9	8	9
4	2	0	2	27	9	9	9
5	2	0	3	28	9	9	10
6	3	0	3	29	10	9	10
7	3	0	4	30	10	10	10
8	4	0	4	31	10	10	11
9	3	3	3	32	11	10	11
10	3	3	4	33	11	11	11
11	4	3	4	34	11	11	12
12	4	4	4	35	12	11	12
13	4	4	5	36	12	12	12
14	5	4	5	37	12	12	13
15	5	5	5	38	13	12	13
16	5	5	6	39	13	13	13
17	6	5	6	40	13	13	14
18	6	6	6	41	14	13	14
19	6	6	7	42	14	14	14
20	6	6	7	43	14	14	15
21	7	7	7	44	15	14	15
22	7	7	8	45	15	15	15
23	8	7	8				

Natürlich können Sie sich individuell auch etwas anderes zusammenstricken, das perfekt Ihre Bedürfnisse abdeckt, solange nur eines schönen Tages die Tropfenanzahl von 30 bzw. 45/Tag erreicht und eine geschlagene Woche lang durch gehalten wurde. Zur Beflügelung Ihrer Fantasie habe ich erprobte Privatrezepte einiger MMS-Nutzer etwas weiter hinten beigefügt.[110] Im Grunde geht es doch immer um Dasselbe: die Relation zwischen Menge und Zeit. Ich kann wenig MMS eine lange Zeit hindurch einnehmen oder viel temporär. Dazwischen liegen unendlich viele Kombinationsmöglichkeiten.

Das war im Prinzip auch schon alles, aber es liest sich viel einfacher als es meistens wird, denn wie gesagt können uns physische Reaktionen ziemlich zu schaffen machen. Wenn alles „wie geölt" (aus)läuft, dann gilt es diese wohl gemeinten Ratschläge zu beachten:

• Nehmen Sie niemals mehr als die maximale Dosis, die Sie gut wegstecken!

• Nehmen Sie mindestens 2 Dosen täglich, eine morgens und eine abends. Erhöhen Sie jede folgende Gabe um jeweils 1 Tropfen, falls Sie die letzte Dosis gut vertragen haben. Aber Achtung: Nur, wenn Sie keine Übelkeit verspüren, erhöhen Sie die nächste Dosis um 1 Tropfen!

• Wenn Ihnen „anders" wird, verringern Sie die nächste Einfuhr, bzw. Sie nehmen die letzte oder auch die vorletzte Anzahl an Tropfen oder noch weniger. Sobald Sie bei der Dosis gelandet sind, die Sie problemlos vertragen, arbeiten Sie sich wieder vor bis zur Dosis, bei der Ihnen vormals übel geworden ist. Jetzt müsste es gehen, ohne dass Sie rennen müssen.

Der Indikator ist: Vertragen Sie eine zunehmend höhere Dosis? Wenn Sie die Tropfenanzahl allmählich steigern können, ohne dass Ihnen schlecht wird, heißt das, dass der Körper klar kommt. Übelkeit, Erbrechen und Durchfall verbrauchen viel Heilenergie, und die angestrebte Genesung würde hinaus gezögert. Falls Ihnen also schlecht ist, reduzieren Sie ruhig die gängige Dosis, aber stoppen Sie bloß nicht die MMS-Anwendung an sich! Nehmen Sie immer gerade so viele Tropfen, wie Sie

---

110 s. Kapitel „Individuelle Vorgehensweisen aus der Praxis"

ohne unangenehme Nebeneffekte vertragen, denn es hat keinen Sinn sich kränker zu machen, als man ohnehin schon ist.

So könnte ein begonnenes Standart-Protokoll aussehen					
Tag	Tropfen	morgens	mittags	abends	Bemerkungen
1	1	0	0	1	
2	2	1	0	1	
3	3	1	1	1	
4	4	1	1	2	
5	5	2	1	2	
6	6	2	2	2	Grummeln
7	5	2	1	2	besser
8	6	2	2	2	Vorsicht
9	7	2	2	3	Durchfall
10	5	2	1	2	Durchfall
11	5	2	1	2	besser
12	6	2	2	2	prima
13	7	2	2	3	Müdigkeit
14	8	3	2	3	Durchfall
15	8	3	2	3	
16	8	3	2	3	besser
17	9	3	3	3	stabil
18	10	3	3	4	Erbrechen
19	11	4	3	4	Durchfall
20	9	3	3	3	

Und sollte Ihnen eines schönen Tages einmal richtig speiübel werden, können Sie auch gerne 24 Stunden pausieren. Wenn es soweit ist, werden Sie von ganz alleine wissen, was ich meine.

Kapitel IX

Das Protokoll der Protokolle

„Regeln lenken den weisen Mann. Der Dummkopf befolgt sie."

Oscar Wilde, irischer Schriftsteller

Das klassische Grundprotokoll haben wir ja gerade studiert. Doch natürlich wollen sich nicht nur mehr oder weniger Gesunde gemütlich kurieren, sondern insbesondere Schwerkranke, denen die Zeit davon läuft. Deshalb wurden aus den international vorliegenden Erfahrungen viele weitere verschiedene Protokolle abgeleitet – zu viele, um sie hier alle anführen zu können. Ich beschränke mich deshalb auf ein paar wichtige und vertraue darauf, dass Sie mithilfe dieser Informationen in der Lage sind, sich selber zu helfen. Vor allem finden Sie dazu eine Fülle an weiteren Informationen im weltweiten Netz.

In Mexiko-Stadt gibt es eine sehr geschätzte Anwenderin namens Clara, die für Schwerstkranke das inzwischen ziemlich bekannte „6 plus 6-Protokoll" entwickelt hat. Sie gibt ihnen gleich zu Beginn 6 Tropfen MMS und wartet anschließend eine ganze Stunde um zu sehen, wie es weitergeht. In der Zwischenzeit zeigt sie den Leuten alles, was sie zum Eigengebrauch über MMS wissen müssen und beantwortet die Fragen. Falls möglich, erhalten die Kranken dann nochmals 6 Tropfen und werden abschließend mit ihren beiden Fläschchen nach Hause in die Eigenverantwortung entlassen. Das alles funktioniert sehr zufrieden stellend.

Weil es so wichtig ist, und gerade, weil soviel Fehler durch Schlampigkeit gemacht werden, möchte ich nochmals wiederholen, was generell stets und immer gilt: „Mit wie vielen Tropfen MMS Sie beginnen sollten, hängt davon ab, wie krank die betreffende Person ist. Wenn jemand sich allgemein ganz gut fühlt, dann kann er sofort mit 6 plus 6 Tropfen anfangen. Ganz gleich, wie hoch die Anfangsdosis ist, wird die Menge am folgenden Tag um je 1 Tropfen gesteigert, sofern keine Übelkeit aufgetreten ist. Wer also mit 6 plus 6 Tropfen angefangen hat, nimmt am nächsten Tag 7 plus 7 und am Tag darauf 8 plus 8. Sobald Übelkeit auftritt, verringert man die Dosis am betreffenden Tag um 1 bis 2 Tropfen, um sie dann ab dem nächsten allmählich wieder zu steigern. Steigern Sie so lange, bis Sie bei 15 plus 15 Tropfen angelangt sind."[111] Das ist im Prinzip immer noch der gute alte Klassiker.

Für Kinder (und Tiere) sieht das Ganze im Prinzip genauso aus. Sie beginnen am ersten Tag mit einem halben Tropfen. Dazu bereiten Sie eine Mischung mit 1 Tropfen, kippen etwas Wasser dazu und gießen anschließend die Hälfte weg. Dem Kind geben Sie den Rest zu trinken. Die Dosis erhöhen Sie wie oben beschrieben, auf 1, 2 und schließlich 3 Tropfen, aber nie mehr als maximal 3 Tropfen pro 11 Kilo Körpergewicht. Beginnen Sie auch bei einem Säugling mit 0,5 Tropfen, und steigern Sie bis auf maximal 2 Tropfen täglich. Wenn Sie ihm also morgens 0,5 Tropfen geben, sollten Sie ihm nicht vor dem Nachmittag 1 weiteren Tropfen geben. Dann bis zum nächsten Morgen warten, um ihm 2 Tropfen zu verabreichen. Wenn das Baby Anzeichen von Übelkeit zeigt, warten Sie ein oder zwei Stunden mit der folgenden Dosis, die Sie jetzt dementsprechend etwas verringern. Diese Menge wird beibehalten bis der Säugling bzw. das Kind sie problemlos verträgt. Hören Sie aber keinesfalls mit MMS auf, bevor die Symptome wirklich verschwunden sind.

Im akuten Krankheitsfall geht man folgendermaßen vor: Alle 20 Minuten 1 Tropfen MMS bis die Beschwerden weniger werden oder bis Übelkeit oder starker Durchfall als Zeichen einer Überdosierung auftreten. Alternativ können auch 10 Tropfen in 300 ml Wasser gemischt werden, wovon man alle 20 Minuten einen Schluck trinkt.

---

111 ibid.

Für Hautkrankheiten wiederum gibt es das so genannte Protokoll 3.000, das Humble im Dezember 2010 der Öffentlichkeit vorstellte und so beschreibt: „Auf der Haut angewendet, muss die MMS-Konzentration höher sein als bei der normalen Anwendung. In seltenen Fällen ist es möglich das MMS nicht hilft, dann handelt es sich unter Umständen um einen Pilz, der sogar gegen MMS resistent ist. (…) Mit diesem Protokoll behandele ich alle Hautkrankheiten wie, Ausschläge, Akne, Entzündungen, Ekzeme, Flechte, Fußpilz, Infektionen, Krebs, Schuppenflechte, auch Wunden und vieles mehr.“[112] Das Protokoll 3000 besteht aus der stündlichen Anwendung von MMS auf die Haut und das 10x/Tag. Jims Anleitung lautet: „Stellen Sie eine Sprühflasche MMS mit 20 Tropfen aktiviertem MMS + 50ml Wasser her. Die Flasche kann einen ganzen Tag verwendet werden, da der Sprühkopf das Eindringen von Sauerstoff, sowie das Austreten von Chlordioxid verhindert. Diese Prozedur wenden Sie nur 3 Tage in der Woche an, die restlichen 4 Tage braucht die Haut um sich zu regenerieren. Nach ein paar Wochen wenden Sie die Prozedur 4 Tage in der Woche an und die restlichen 3 Tage zur Regeneration der Haut.“[113] Sollte sich die Haut röten, so kann man sie zusätzlich mit Aloe-Vera oder mit einem erstklassigen Olivenöl einreiben, und die Irritation wird schnell wieder verschwinden.

Das klassische Standart-Protokoll, das Sie im letzten Kapitel kennen gelernt haben, wurde ebenfalls inzwischen nach den neusten Erkenntnissen überarbeitet. Anlass dazu gaben die vielfältig gemachten Erfahrungen, dass man mit wenigen Tropfen öfters am Tag mit weniger Aufwand viel mehr erreicht, als mit je einer massiven Dosis morgens und abends. Wie so oft im Leben ist weniger mehr! Das macht auch Sinn, denn wenn man sich vor Augen führt, dass die Wirkung von MMS nach circa 1-2 Stunden abebbt, dann sind zwei Anwendungen am Tag allzu weit auseinander. In der Zwischenzeit können sich nämlich die ganzen Erreger, welche die erste Attacke überlebt haben, neu formieren. Hält man jedoch ihre Vernichtung durch regelmäßiges Nachfeuern auf Sparflamme, wird man zwangsweise wesentlich mehr unerwünschte Mitbewohner erwischen.

---

112 http://www.jim-humble-mms.de/mmsnatriumchlorit/mms_3000_protokoll/index.php
113 ibid.

Humble nennt das aktuell favorisierte Einnahmeprotokoll für allgemeine Unpässlichkeiten[114] „1.000 Protokoll". Es ist aufgrund der niedrigen Dauerdosis hervorragend verträglich und funktioniert so:

- 3 aktivierte Tropfen/Stunde

- 8x/Tag (also jede Stunde 3 Tropfen jeweils 8x hintereinander)

- über einen Zeitraum von 21 Tagen

- je nach Situation auch mehrere Tage dran hängen

---

114   effektiv zur Entgiftung und viele virale Beschwerden wie z.B. HIV, Hepatitis

So sieht das „1.000er Protokoll" in der Theorie aus:

Tag	Uhr	Tr.	Uhr	Tr.	Uhr	Tr.	Uhr	Tr.	Uhr	Tr.	Uhr	Tr.	Uhr	Tr.	Uhr	Tr.	No-tiz
1	8°°	3	9°°	3	10°°	3	11°°	3	12°°	3	13°°	3	14°°	3	15°°	3	8x3
2	8°°	3	9°°	3	10°°	3	11°°	3	12°°	3	13°°	3	14°°	3	15°°	3	8x3
3	8°°	3	9°°	3	10°°	3	11°°	3	12°°	3	13°°	3	14°°	3	15°°	3	8x3
4	8°°	3	9°°	3	10°°	3	11°°	3	12°°	3	13°°	3	14°°	3	15°°	3	8x3
5	8°°	3	9°°	3	10°°	3	11°°	3	12°°	3	13°°	3	14°°	3	15°°	3	8x3
6	8°°	3	9°°	3	10°°	3	11°°	3	12°°	3	13°°	3	14°°	3	15°°	3	8x3
7	8°°	3	9°°	3	10°°	3	11°°	3	12°°	3	13°°	3	14°°	3	15°°	3	8x3
8	8°°	3	9°°	3	10°°	3	11°°	3	12°°	3	13°°	3	14°°	3	15°°	3	8x3
9	8°°	3	9°°	3	10°°	3	11°°	3	12°°	3	13°°	3	14°°	3	15°°	3	8x3
10	8°°	3	9°°	3	10°°	3	11°°	3	12°°	3	13°°	3	14°°	3	15°°	3	8x3
11	8°°	3	9°°	3	10°°	3	11°°	3	12°°	3	13°°	3	14°°	3	15°°	3	8x3
12	8°°	3	9°°	3	10°°	3	11°°	3	12°°	3	13°°	3	14°°	3	15°°	3	8x3
13	8°°	3	9°°	3	10°°	3	11°°	3	12°°	3	13°°	3	14°°	3	15°°	3	8x3
14	8°°	3	9°°	3	10°°	3	11°°	3	12°°	3	13°°	3	14°°	3	15°°	3	8x3
15	8°°	3	9°°	3	10°°	3	11°°	3	12°°	3	13°°	3	14°°	3	15°°	3	8x3
16	8°°	3	9°°	3	10°°	3	11°°	3	12°°	3	13°°	3	14°°	3	15°°	3	8x3
17	8°°	3	9°°	3	10°°	3	11°°	3	12°°	3	13°°	3	14°°	3	15°°	3	8x3
18	8°°	3	9°°	3	10°°	3	11°°	3	12°°	3	13°°	3	14°°	3	15°°	3	8x3
19	8°°	3	9°°	3	10°°	3	11°°	3	12°°	3	13°°	3	14°°	3	15°°	3	8x3
20	8°°	3	9°°	3	10°°	3	11°°	3	12°°	3	13°°	3	14°°	3	15°°	3	8x3
21	8°°	3	9°°	3	10°°	3	11°°	3	12°°	3	13°°	3	14°°	3	15°°	3	8x3

Mit anderen Worten: Sie nehmen jede Stunde 3 Tropfen aktiviertes MMS (vorzugsweise mit 1 Messerspitze Natron) in einem sauberen, trockenen Glas mit Saft (ohne Vitamin-C-Zusatz) oder Wasser. Wiederholen Sie diesen Vorgang möglichst alle 60 Minuten insgesamt 8x/ Tag. Sollten Sie sich schlapp fühlen, so wird die Anzahl der Tropfen zurück genommen, aber die Einnahme an und für sich sollte möglichst beibehalten werden. Wenn Sie auf 2 Tropfen absteigen, und der Dünnpfiff geht einfach nicht weg, dann verringern Sie erneut um 1 Tropfen. Sollte es dann noch immer nicht weg sein, nehmen Sie nur noch einen halben Tropfen! Sobald Sie sich stabiler fühlen, beginnen Sie wieder zu erhöhen. Folgen Sie diesem Protokoll für mindestens drei Wochen, denn für manche Krankheiten wie z.B. Herpes Simplex braucht es halt länger als 21 Tage. Wahre Zufriedenheit stellt sich erst dann ein, wenn wir wirklich wieder gesund sind, stimmts?

So könnte der 1. Tag des „1.000er Protokolls" aussehen

1. Tag	Uhr	Tropfen	Ergebnis	Konsequenz
1. Einnahme	11°°	3	normal	–
2. Einnahme	12°°	3	normal	–
3. Einnahme	13°°	3	**Übelkeit**	- 1 Tropfen
4. Einnahme	14°°	2	**Übelkeit**	- 1 Tropfen
5. Einnahme	15°°	1	besser	+ 1 Tropfen
6. Einnahme	16°°	2	normal	+ 1 Tropfen
7. Einnahme	17°°	3	normal	–
8. Einnahme	18°°	3	normal	Ende für heute

Denken Sie dran: When the going gets tough the tough get going![115]

So könnte der 2. Tag des „1.000er Protokolls" aussehen

2. Tag	Uhr	Tropfen	Ergebnis	Konsequenz
1. Einnahme	12°°	3	normal	–
2. Einnahme	13°°	3	**Durchfall**	- 1 Tropfen
3. Einnahme	14°°	2	stabil	+ 1 Tropfen
4. Einnahme	15°°	3	**Übelkeit**	- 1 Tropfen
5. Einnahme	16°°	2	etwas besser	Dosis beibehalten
6. Einnahme	17°°	2	normal	+ 1 Tropfen
7. Einnahme	18°°	3	normal	–
8. Einnahme	19°°	3	**Durchfall**	Ende für heute

---

115 engl.: Wenn es schwierig wird, dann erst recht!.

So oder so ähnlich geht das jetzt noch 19 Tage lang weiter. Und nach und nach wird es Ihnen immer leichter fallen, nicht zuletzt, weil Sie sich besser fühlen werden. Oft wird man nach ein paar Tagen unheimlich müde, weil der Organismus so hart arbeiten muss. Dann sollte man sich zwischendurch ein erholsames Nickerchen gönnen[116] oder auch ein Wannenbad und vor allem einen langen, nächtlichen Schlaf. Und trinken Sie täglich viel Wasser (möglichst ohne Kohlensäure)!

So könnte ein x-beliebiger Tag des „1.000er Protokolls" aussehen

Tag X	Uhr	Tropfen	Ergebnis	Konsequenz
1. Einnahme	12^{00}	3	normal	–
2. Einnahme	13^{30}	3	normal	–
3. Einnahme	14^{00}	0	**ausgefallen**	Dosis aufholen
4. Einnahme	15^{00}	0	**ausgefallen**	Dosis aufholen
5. Einnahme	16^{30}	5	normal	Dosis aufholen
6. Einnahme	18^{00}	6	**Durchfall**	Dosis aussetzen
7. Einnahme	19^{30}	0	**pausieren**	–
8. Einnahme	21^{30}	1	normal	Dosis aufholen
9. Einnahme	22^{30}	2	normal	Dosis aufholen
10. Einnahme	23^{00}	4	Tagesdosis erreicht	Ende für heute

Natürlich braucht es einen sehr geordneten Tagesablauf, wenn man regelmäßig jede Stunde seine Tropfen schlucken möchte. Ich persönlich schaffe das nicht über einen Zeitraum von gut 21 Tagen, weniger wegen einer mangelnden Disziplin als vielmehr der Tatsache geschuldet, dass ich ja ab und an das Haus verlassen muss, schließlich bin ich kein Eremit oder Klausner. Und wenn ich schon weiß, dass demnächst wieder etwas abgeht, dann muss ich ja noch vorsichtiger portionieren, um auf alle Fälle auf der sicheren Seite zu bleiben. Das heißt also, dass ich mir die 24 Tropfen pro Tag auch schon mal anders lege und vom starren

---

116 Eine andere Möglichkeit schnell Energie zu tanken wäre zum Beispiel „Power-Nap".

Schema deftig abweiche. Ich sehe dann zu, dass ich möglichst gut durch den Tag komme, ohne größeres Aufsehen zu erregen und lasse beliebige MMS-Einnahmetermine platzen, bzw. fahre auch weniger Tropfen, hole aber abends alles wieder herein. Das Gute ist: Sobald man z.B. 10 Tropfen problemlos verträgt, wird der Spielraum innerhalb dessen man sich bewegen kann, größer. Und damit die Kur auch in sich stimmig bleibt, obwohl sie streckenweise etwas chaotisch war, hänge ich ganz am Ende noch ein paar Tage dran.

Benötigt wird:

- Saubere, trockene Glasflasche
- Inhalt durch 7 Eichstriche in etwa acht gleichgroße Portionen teilen
- 24 Tropfen MMS1 mit 24 Tropfen HCl (5%) in der Flasche aktivieren
- mit 1 Liter Wasser auffüllen
- jede Stunde 125 ml trinken

Aber es gibt noch eine andere Möglichkeit penible Ordnung ins tägliche MMS-Chaos zu bringen. Und das geht ganz einfach so: Wir mischen uns morgens die gewünschte Anzahl von Tropfen (d.h. beim 1.000er Protokoll 24 Tropfen/Tag) und schütten sie in 1 Liter Wasser in einer durchsichtigen Glasflasche. Wir können den Inhalt dieser Flasche außen mit 7 Linien identischen Abstandes von einander markieren oder uns auch ein Trinkgefäß von ca. 125ml Volumen[117] mitnehmen.[118] Dann haben wir jederzeit die Möglichkeit zur gewünschten Stunde eine identische Portion MMS zu schlucken. So wird das Ganze viel übersichtlicher.

---

117   oder auch 24 Tropfen aktiviertes MMS1 auf 0,8 l Wasser und ein Trinkgefäß mit 0,1l
118   Koehof/Humble/Storch: MMS – Krankheiten einfach heilen (Jim Humble Verlag, S. 61)

24 Tropfen Natriumchlorit	Tagesdosis	
+ 24 Tropfen HCl (5%)	*Mischungsverhältnis: 1:1* *Aktivierungsdauer > 20 Sek.*	Glas schwenken
+ 1 Liter Wasser		
+ *etwas Natron*		
= aktiviertes MMS1	*8x je 125 ml/ pro Std.*	1.000er Protokoll

Doch fehlt uns noch das 2.000er Protokoll, das anstelle des 1.000er tritt, falls wirklich lebensbedrohliche Zustände herrschen, die einer sofortigen Korrektur bedürfen. Und natürlich „auch für Hepatitis A, B und C oder andere hartnäckige Krankheiten wie Borreliose, die damit mit Erfolg zu behandeln sind."[119] Der Unterschied zum Protokoll 1.000 besteht in einer etwas abgeänderten Folge. Jetzt beginnt man mit nur noch 1 Tropfen/Stunde aber dafür 10x/Tag.

So sieht das „2.000er Protokoll" aus

Tag X	Uhr	Tropfen	Ergebnis	Konsequenz
1. Einnahme	10°°	1 bis 10		
2. Einnahme	11°°	1 bis 10		
3. Einnahme	12°°	1 bis 10		
4. Einnahme	13°°	1 bis 10		
5. Einnahme	14°°	1 bis 10		
6. Einnahme	15°°	1 bis 10		
7. Einnahme	16°°	1 bis 10		
8. Einnahme	17°°	1 bis 10		
9. Einnahme	18°°	1 bis 10		
10. Einnahme	19°°	1 bis 10	Tagesdosis erreicht	**Ende für heute**

Das Wichtigste ist vor allem, dass man kontinuierlich bei 10 Einnahmen/Tag bleibt. Später sollte man aus dem 1 Tropfen/Stunde mehr

---

119 Koehof/Humble/Storch: MMS – Krankheiten einfach heilen (Jim Humble Verlag, S. 61)

machen und sich auf 8 oder 10 pro Stunde steigern. Damit käme man maximal auf bis zu 100 Tropfen MMS am Tag. Die Wirkung sollte jedoch vor einer zunehmenden Tropfenanzahl unbedingt durch MMS2 zusätzlich aufgemotzt werden. Das heißt, man nimmt bei jeder zweiten MMS1-Einnahme 1 Kapsel MMS2 dazu. Ratsam ist es mit ¼ Kapsel zu beginnen, dann zwei Stunden später 1 Kapsel zu verputzen und zwei Stunden später nochmals. Danach nimmt man erfahrungsgemäß am Besten täglich jede zweite Stunde bis zu 4 Kapseln bis zu 4x/Tag.

Tagesdosis 2.000er Protokoll		
10 Tropfen MMS1	**MMS2**	**< 100 Tropfen NaClO₂**
plus 10 Tropfen Säure	1-4 Kapseln/ jede 2. Stunde	**plus < 100 Tropfen Säure**
Mischungsverhältnis: 1:1		Mischungsverhältnis: 1:1
Aktivierungsdauer > 20 Sek.		Aktivierungsdauer > 20 Sek.
Glas schwenken		Glas schwenken
+ 1 Liter Wasser	**+ 2 Glas Wasser**	**+ 1 Liter Wasser**
+ etwas Natron	bis zu 4x/Tag	+ etwas Natron
		Steigerungen auf >
= aktiviertes MMS1	10x je 100 ml/ pro Std.	100 Tropfen/Tag möglich

Natürlich sind wir noch lange nicht mit unseren Möglichkeiten am Ende, aber es macht wirklich wenig Sinn hier noch mehr Protokolle durch zu arbeiten. Ich denke, Sie haben den großen Bogen raus: Halten Sie sich möglichst genau an die Vorgaben, und falls das nicht mehr geht, dann halt mit reduzierter Menge solange weitermachen, bis man das Ziel mit etwas Verzögerung doch noch erreicht. Oft bringt ein gemütliches MMS-Bad die erwünschten Erfolge, denn MMS1 wird nicht wie beim oralen Modus von den roten Blutkörperchen transportiert, sondern gelangt per Haut direkt bis ins Blutplasma. Dadurch wird das Chlordioxid effektiver verwertet und kann schneller seine Wirkung entfalten. Das hilft dann, die nächste orale Dosis besser zu verkraften. Aber selbst, wenn man einige Tage mit einer kleineren Dosis fest hängt lohnt der höhere Zeitaufwand, denn das Mittel heiligt den Zweck. Wenn Sie tapfer durchhalten werden die Tage, die Sie früher regelmäßig für Ihre

Wehwehchen in irgendeinem Wartezimmer opferten, immer weniger. Dank MMS sparen Sie viel Zeit und Geld. Ist das etwa nichts?

Kapitel X

Individuelle Vorgehensweisen aus der Praxis

„Nur die Sache ist verloren, die man aufgibt."

Gotthold Ephraim Lessing, deutscher Dichter[120]

Wer es genauer wissen möchte, der findet unter anderem auf Jim Humbles deutschsprachiger Seite[121] jede Menge Berichte und individuelle Anwendungen erfreuter MMSler. Sie schildern hier, wie sie ihre ganz persönlichen Handicaps in den Griff bekommen haben. Ich habe mir erlaubt, ein paar schlagende Beispiele in Kurzform zu nennen, damit der Leser ein Gefühl dafür bekommt, in welche Richtung er sich mit seinem Anliegen bewegen könnte. Dabei muss ich erneut betonen, dass es keine Garantien für einen ähnlichen Erfolg geben kann, aber wie gesagt: Probieren geht über Studieren.

• Abszess: Den Inhalt einer Kapsel MMS 2 in einem Glas Wasser (ca. 200ml) auflösen und damit eine Wundauflage in Form eines in dieser Lösung getränkten Tuches anfertigen, die 3 x täglich für ca. 10 Minuten auf den Abszess gegeben wird.

• Abszess unter dem Zahn: Zwei Wochen 2 x täglich 6 aktivierte Tropfen MMS1 und 3 x täglich mit einer Lösung von 6 aktivierten Tropfen MMS1 auf 40ml Wasser spülen.

• AIDS (HIV): Drei aktivierte Tropfen der Mischung von MMS1 + eine Kapsel MMS2 vier Mal täglich innerhalb 8 Stunden während des Tages (4 x 3 aktivierte Tropfen + 4 x 1 Kapsel MMS2) Alles

---

120 1729-1781
121 www.jimhumblemms.de

über drei Wochen, dann eine Blutprobe zum Labor zum Blutbild. Die erste MMS2 Kapsel mit 2 Gläser Wasser nehmen und dann immer ein volles Glas Wasser hinterher. Das gilt auch für jede danach MMS2 eingenommene Kapsel. Reduzieren Sie immer Ihre Aufnahme sowohl von MMS1 als auch von MMS2, wenn Ihnen übel wird oder Sie sich schlechter fühlen als vorher! Vollbad täglich mit 20 aktivierten Tropfen – 20 Minuten (für ein 20-minütiges Vollbad mit der doppelten Menge Aktivator aktivieren!)

- Akne: täglich 3 x 6 aktivierte Tropfen MMS1 – ca. 3 Wochen

- Borreliose: Einnahme steigern bis auf 3 x 15 aktivierten Tropfen MMS1 – insgesamt 4 Wochen; zusätzlich Einnahme von täglich 3 x 1 Kapseln MMS2 oder: Einnahme von 3 x 7 aktivierten Tropfen MMS1 – 3 Wochen lang

- COPD:[122] Einnahme steigern bis auf täglich 2 x 15 aktivierte Tropfen MMS1 – ca. 2 Wochen. Dann die Dosis auf 2 x 6 Tropfen reduzieren – ca. 2 Monate

- Chronische Nebenhöhlenentzündung: 3 x 6 aktivierte Tropfen MMS1 – 4 Wochen

- Entzündung der Prostata: täglich 3 x 6 aktivierte Tropfen MMS1 – ca. 10 Wochen

- Fibromyalgie: täglich 2 x 15 aktivierte Tropfen MMS1 – 2 Tage – dann 3 x 6 Tropfen 3 Wochen

- Fieberblase, Lippenherpes: täglich 3 x 6 aktivierte Tropfen MMS1 – 2 Tage; vor der Einnahme mit einem Wattestäbchen aus dieser aktivierten Lösung befallene Stelle abtupfen.

---

122   früher hieß das mal „chronische Bronchitis"

- Gehörschaden: täglich 3 x 6 aktivierte Tropfen MMS1 – ca. 3 Wochen

- Gift verschluckt: 15 aktivierte Tropfen MMS1 und nach einer Stunde nochmals 15 aktivierte Tropfen

- Grippe: Einnahme von täglich 2 x 14 Tropfen aktivierte Tropfen MMS – 4 Tage

- Gürtelrose: Steigerung bis auf 3 x 12 aktivierten Tropfen MMS1 Einnahme und Besprühen der befallenen Hautfläche mit 20 aktivierten Tropfen MMS1 auf 50ml Wasser; 3x - 5x täglich

- Herpes Simplex: Steigern bis auf täglich 2 x 15 aktivierten Tropfen MMS1 – diese Dosis sollte man ca. 1 Woche beibehalten. In schwierigen Fällen kann es bis zu 2 Monaten dauern.

- Herzrhythmusstörungen: Anfangen mit einer Einnahme von 2 aktivierten Tropfen MMS1 morgens und abends; gesteigert bis auf 12 aktivierten Tropfen – 3 Wochen lang

- Heuschnupfen: täglich 3 x 6 aktivierte Tropfen MMS1 – 3 Wochen

- Insektenstiche: 20 aktivierte Tropfen MMS1 mit 50ml Wasser auffüllen und betroffene Stelle mehrmals besprühen oder betupfen!

- Katzenhaarallergie: täglich 3 x 8 aktivierte Tropfen MMS1 – ca. 4 Wochen

- Lebensmittelvergiftung: 15 aktivierte Tropfen MMS1 und nach einer Stunde nochmals 15 aktivierte Tropfen.

- Lungenentzündung: täglich 3 x 6 aktivierte Tropfen MMS1 – 2 Wochen; Einnahme von täglich 3 x 1 Kapsel MMS2 – 2 Wochen

- Malaria: 15 Tropfen aktivierte MMS1 und nach 1 Stunde nochmals 15 aktivierte Tropfen MMS

- Mittelohrentzündung: täglich 3 x 6 aktivierte Tropfen MMS1 – 3 Wochen

- Mundhygiene: 10 aktivierte Tropfen MMS1 mit 50ml Wasser auffüllen. 3 x täglich damit die Zähne und Zahnfleisch putzen. Das MMS1 hellt den Zahnschmelz auf und härtet ihn zugleich. Zudem tötet es die Bakterien ab, die die Zähne schädigen. Setzen Sie jeden Tag eine frische Lösung an. Zahnfleischinfektionen und Parodontitis werden nach einer Woche abklingen, und in ca. drei Wochen herrscht in Ihrem Mund ein gesundes Klima.

- Nagelpilz: In ein Hand- oder Fußbad mit 10 aktivierten Tropfen MMS1 auf 5 Liter Wasser – 2 x täglich ca. 20 Minuten baden!

- Nasennebenhöhlen-Entzündung: täglich 1 x 9 aktivierte Tropfen MMS1 – eine Woche – dann 3 x 6 Tropfen 2 Wochen. Besser noch täglich mehrmals aktiviertes MMS1 in die Nase spritzen und möglichst tief hineinlaufen lassen.

- Nesselausschlag-Nesselsucht: täglich 3 x 6 aktivierten Tropfen MMS1 – 4 Wochen

- Neurodermitis:[123] täglich 3 x 6 aktivierte Tropfen MMS für 4 Wochen. Besprühen der betroffenen Stellen mit 20 aktivierten Tropfen aufgefüllt mit 50ml Wasser täglich (diese Dosis kann einen Tag verwendet werden); oder: Den Inhalt einer MMS2 Kapsel in einem Glas (ca. 200ml) Wasser auflösen und die betroffene Stelle

---

123 Neurodermitis ist nicht wie behauptet genetisch bedingt, sondern es handelt sich hierbei um falsche Pilze im Darm. Mein Sohn litt seit seiner Geburt daran. Ich gab ihm zwei Monate lang täglich zweimal je 1 Tropfen MMS. Innerhalb kurzer Zeit hatte er nur noch rote Flecken im Gesicht, der restliche Körper war frei und juckte auch nicht mehr. Um das arme Kind nicht noch länger zu traktieren gab ich ihm abschließend ein Mittel mit Bakterien für den Darmaufbau und ließ eine Nosode für ihn herstellen. Nach insgesamt sechs Monaten war alles Geschichte.

täglich 2 x damit besprühen oder betupfen; diese Dosis kann einen Tag verwendet werden (nicht mit Kleidung in Berührung kommen) – dazu: Vollbad täglich mit 20 aktivierten Tropfen – 20 Minuten (für ein 20-minütiges Vollbad mit der doppelten Säuremenge aktivieren!)

- Prostata Beschwerden: täglich 3 x 6 aktivierte Tropfen MMS1 – 3 Wochen; Empfohlen werden tägliche Vollbäder mit 20 aktivierte Tropfen MMS1 – Badedauer ca. 20 Minuten (für ein 20-minütiges Vollbad mit der doppelten Menge Aktivator aktivieren!); Behandlungsdauer: 3-4 Wochen

- Reflux: täglich 3 x 6 aktivierte Tropfen MMS1 – 3 Wochen; Einnahme steigern bis auf 3 x täglich 10 aktivierten Tropfen MMS1 – ca. 3 Wochen

- Stimmlippenlähmung: Steigerung der Einnahme bis auf 2 x 15 Tropfen MMS 1 – 3 Wochen

- Verbrennungen, Sonnenbrand: Bei Verbrennungen und Sonnenbrand besprühen Sie die betroffene Stelle mit unaktiviertem MMS (ohne Aktivator) ein und nach 1 - 5 Minuten waschen Sie das MMS unbedingt wieder ab – der Schmerz sollte rasch nachlassen. Wenn notwendig, dann wiederholen Sie die Behandlung nach 30 – 60 Minuten wieder!

- komplizierte Wundheilung: täglich 3 x 6 aktivierte Tropfen MMS1 – ein paar Tage, dazu den Inhalt einer Kapsel MMS2 in einem Glas Wasser (ca. 200ml) auflösen und damit eine Wundauflage, in Form eines in dieser Lösung getränkten Tuches anfertigen – 2 x täglich ca. 1 Stunde

- Zahnfleischbluten: 6 aktivierte Tropfen MMS1 auf 100ml Wasser – Die ersten zwei Wochen 4 x täglich damit Zähne putzen und gurgeln. Danach täglich nur noch 2x.

Man sieht, dass alle Wege nach Rom führen. Seien Sie also kreativ und vor allem seien Sie Sie selbst. Zwar werden alle Menschen als Originale geboren, doch die meisten von uns sterben als Kopien.

Kapitel XI

Shit happens[124]

„Über zweierlei Dinge sollte man nicht ärgerlich werden: die man ändern kann und die man nicht ändern kann."

Englisches Sprichwort

Nun ja, ich hoffe, Sie haben keine Angst vor den angedeuteten „Nebenwirkungen". Sollten Sie auch nicht, denn es gibt im Leben eines Menschen Schlimmeres als Durchfall oder Übelkeit. Ich persönlich freue mich sogar, wenn sich so etwas andeutet, denn dann weiß ich, dass etwas passierte und die Entgiftung im reinen Sinn bereits unterwegs ist. Diese Vorfälle sind also kein Grund zur Besorgnis, sie sind jedoch mitunter reichlich unangenehm.

Problem	3 Möglichkeiten	nächste Einnahme	Ratschläge
– Übelkeit	b) Dosis beibehalten	> letzte Dosis	Apfel vor Einnahme
– Erbrechen	b) Dosis verringern	> Dosis steigern	2-3l Wasser/Tag trinken
– Durchfall	c) 1x aussetzen	– evt. MMS-Bad	– Fasten
		– evt. Klistier	– Basen zuführen

Warum kommt es eigentlich dazu? Das vom MMS1 frei gesetzte Chlordioxid wird über Magen und Darm aufgenommen und von den roten Blutkörperchen quer durch den Organismus transportiert. Solange es wirkt oxidiert das ClO_2 alle Erreger und Giftstoffe, die ihm auf seiner arteriellen Reise begegnen. Die vielen abgetöteten Pilze, Bakterien und so weiter müssen jetzt über die Hauptausscheidungswege Leber, Nieren

---

124 Engl.: Dumm gelaufen!

und Haut entsorgt werden. Das ist der Hauptgrund, warum wir täglich viel trinken sollten. Es geht nicht darum, was Wasser in den Körper hineinbringt, sondern um das, was es aus ihm heraus spült.

> Als **Durchfall** bezeichnet man die häufige und reichliche Entleerung eines dünnflüssigen Stuhls, die auf leichte oder schwere Störungen im Verdauungstrakt hinweist. Diese Störungen können sehr unterschiedliche, teils vorübergehende und harmlose Ursachen haben, beispielsweise seelische Spannungen, überreichliches Essen, Abführmittelmissbrauch, Klima-, Wetter- und Temperaturveränderungen, aber auch Nahrungsmittelallergien, Vergiftungen oder Infektionen. Bei heißem Wetter und in südlichen Ländern kommen Durchfallerkrankungen gehäuft vor. Da mit schweren Durchfällen stets starke Flüssigkeits- und Elektrolytverluste des Organismus verbunden sind, ist in solchen Fällen stets ein Arzt zu konsultieren. Aufschluss über die Ursachen gibt oft die Beschaffenheit des Stuhls. (Quelle: Lexikon der Gesundheit)

Aber wenn mehr Mist auf den Abtransport wartet, als bewältigt werden kann, kommt es wie im richtigen Leben auch zu Engpässen. Und die wiederum zeigen sich in Form von Durchfällen, Erbrechen oder auch Übelkeit. Von daher sind diese Folgen nicht nur negativ zu bewerten, sondern man kann sie als Indiz dafür nehmen, dass man kurzfristig an seine physische Obergrenze gestoßen ist. Die Ausscheidungsorgane sind einfach völlig überfordert, und das System macht zu – nichts geht mehr. Dementsprechend können wir handeln, indem wir die Dosis kürzen und mehr trinken. Eine andere Möglichkeit der „Schadensbegrenzung" liegt in einer geringen Anfangsdosierung von MMS1 und einer entsprechend sanften Steigerung über mehrere Tage hinweg in Verbindung mit 2 Litern täglichen Wasserkonsums.

Chlordioxid

Stoffsystem

(chlorine dioxide) Chlordioxid (ClO_2) gehört neben Chlorit und Chlorat zu den höherwertigen Sauerstoffverbindungen des *Chlor*. Chlordioxid ist ein sehr starkes *Oxidationsmittel*. Gelblich-rötliches, von Chlor-ähnlichem Geruch (Dichte 3,09 g/L). Chlordioxid ist ein bei 20°C instabiles u. nicht lagerfähiges sehr giftiges Gas. Es liegt unter 11°C (Sdp.) als rotbraune Flüssigkeit vor (Dichte 1,62), die bei -59°C (Schmp.) zu roten explosiven Kristallen erstarrt.

Physikalische und chemische Eigenschaften

Aussehen: gelblich-rötlich
Schmelzpunkt: -59 °CGeruch: charakteristisch nach Chlor
Siedepunkt: 11 °C
Molmasse: 67,46 g/mol
Dichte (20 °C):3,09
Zustand bei 20 °C: gasförmig
Löslichkeit in Wasser (20 °C, 1 bar): 110 g / L

Herstellung und Anwendung

Aufgrund der oxidierenden Wirkung von Chlordioxid wird es häufig als Mittel zur *Desinfektion* genutzt. Chlordioxid wird i.d.R. als verdünnte Lösung eingesetzt, um die hohe Explosionsgefahr zu bannen. Allerdings ist die Chlordioxidlösung nicht lagerbeständig und muss sofort verbraucht werden. Deshalb muss die Herstellung am Ort des Einsatzes erfolgen. Ausnahmen bilden neue Zweikomponentenverfahren, bei denen einfach zwei Flüssigkomponenten manuell vermischt werden. Diese Lösungen sind nicht explosiv und können einzeln gefahrlos gelagert werden.

Herstellung und Anwendung

Aufgrund der oxidierenden Wirkung von Chlordioxid wird es häufig als Mittel zur *Desinfektion* genutzt. Chlordioxid wird i.d.R. als verdünnte Lösung eingesetzt, um die hohe Explosionsgefahr zu bannen. Allerdings ist die Chlordioxidlösung nicht lagerbeständig und muss sofort verbraucht werden. Deshalb muss die Herstellung am Ort des Einsatzes erfolgen. Ausnahmen bilden neue Zweikomponentenverfahren, bei denen einfach zwei Flüssigkomponenten manuell vermischt werden. Diese Lösungen sind nicht explosiv und können einzeln gefahrlos gelagert werden.

Umwelteinfluss und Gesundheit

Chlordioxid gehört zu den oxidierenden *Bioziden*, es ist kein metabolischer Giftstoff: Das bedeutet, dass es den *Mikroorganismen* durch Unterbrechung des Nährstofftransports über die Zellwände, und nicht durch die Unterbrechung des Stoffwechsels Schaden zufügt.

Sein *MAK-Wert* beträgt 0,1 ppm.

Abwasserreinigung/Trinkwasseraufbereitung

Chlordioxid kommt sowohl in Trinkwasseraufbereitungsanlagen als auch bei der Abwasserreinigung als Desinfektionsmittel zum Einsatz und wird aufgrund der größeren Effektivität reinem Chlor vorgezogen. Der Vorteil des Chlordioxidverfahrens liegt i.d.R. darin, dass keine Haloforme und auch kaum Chlorphenole entstehen und es kommt auch nicht zur Bildung von Chloraminen. (Quelle: www.wasser-wissen.de/abwasserlexikon/c/chlordioxid.htm)

Jim Humble selbst berichtet von der Jarisch-Herxheimer-Reaktion,[125] die ihn zweimal ereilte, als aufgrund einer Infusion in kürzester Zeit eine zu große Menge an Krankheitserregern den Löffel abgaben und dabei so viele Bakteriengifte freigesetzt wurden, dass sein Körper sie nicht alle ausschwemmen konnte. In solchen Fällen kommt es zu einer kurzzeitigen Vergiftungserscheinung, die man etwas schnodderig auch als „Herx" bezeichnet. Ich hatte das selber ein paar Mal, kam aber gut damit alleine zurecht. Die Symptome sind Schüttelfrost,[126] die Mittel dagegen dicke Socken und eine Lage warmer Decken. Damit geht das schnell vorbei, denn die Zeit heilt alle Wunden.

---

125   „Ich hatte also bewiesen, dass ich 30 Tropfen oral problemlos vertrug, und so entschloss ich mich herauszufinden, wie viele Tropfen aktiviertes MMS ich als Infusion vertragen würde. Ich begann vorsichtig mit einem Tropfen MMS und fünf Tropfen einer zehnprozentigen Zitronensäurelösung. Als erstes fiel mir auf, dass die Lösung nicht, wie erwartet, in den Venen brannte – auch die höheren Dosen später lösten nie ein Brennen aus. Die relativ geringe Menge an Säure reicht nicht aus, um die Adern zu reizen. Selbst 100 Tropfen Säure verändern den Säurespiegel in 250 ml Infusionslösung nur minimal – so minimal, dass die Lösung nicht einmal in einer offenen Wunde brennen würde. Schmerzen bereitete mir lediglich die Krankenschwester, die die Vene nicht sofort traf. Wenn die Infusionsnadel nicht sofort die Vene trifft, sondern unter der Haut ein Stück an der Ader entlang gleitet, bevor sie in sie eindringt, ist das schon recht unangenehm. Dieser eine aktivierte Tropfen aber zeigte eine Herxheimer-Reaktion. Ich sprach mit mehreren Ärzten darüber, unter anderem mit Dr. Hesselink, der viel Erfahrung mit der Oxidationstherapie hat. Sie alle stimmten mit mir überein, dass es sich um eine Herxheimer-Reaktion handelte, die sich in starkem Schüttelfrost und Grippesymptomen äußerte. Ich legte mich ins Bett und vergrub mich unter fünf Decken, und nach zwei Stunden war die Sache ausgestanden." (Quelle: www.mobiwell.de)

126   Schüttelfrost [Schüt·tel·frost] der; der Zustand, in dem man stark zittert u. friert, wenn man Fieber hat (Microsoft® Encarta® Enzyklopädie 2006 © 1993-2005)

Elementares Chlor wirkt oxidierend und kann mit pflanzlichem und tierischem Gewebe reagieren. Es ist dementsprechend toxisch und hat keine biologische Bedeutung. Ebenfalls stark oxidierend wirkend und damit ohne biologische Funktionen sind Chlorverbindungen in hohen Oxidationsstufen wie etwa Chloroxide und Chlorsauerstoffsäuren.

Von biologischer Bedeutung ist das Element in Form des Chlorid-Anions. Chlorid ist essentiell und einer der häufigeren Bestandteile des Körpers. So enthält ein durchschnittlicher menschlicher Körper von etwa 70 kg 95 g Chlorid. Der größte Teil des Chlorids befindet sich als Gegenion zu Natrium gelöst im Extrazellularraum, so besitzt Blutplasma eine Chloridkonzentration von 100–107 mmol/l. Chlorid beeinflusst maßgeblich den osmotischen Druck und damit den Wasserhaushalt des Körpers. Weiterhin dient Chlorid zum Ladungsausgleich bei Austausch von Ionen in Zellen hinein und aus diesen heraus. Dies spielt beispielsweise beim Transport von Kohlenstoffdioxid als Hydrogencarbonat eine Rolle. Für diesen Ausgleich und die Wiederherstellung des Ruhemembranpotentials dienen Chloridkanäle, durch die Chlorid-Ionen die Zellmembranen passieren können.

Eine besonders hohe Chloridkonzentration enthält der Magensaft, da dort neben den Chloridionen überwiegend Oxonium-Ionen vorliegen, ist die Magensäure eine Salzsäure mit einer Konzentration von etwa 0,1 mol/l.

Aufgenommen wird das Chlorid überwiegend als Natriumchlorid im Speisesalz. Die empfohlene tägliche Menge für die Aufnahme von Chlorid liegt bei 3,2 g für Erwachsene und 0,5 g für Säuglinge.

(Quelle: http://de.wikipedia.org/wiki/Chlor)

Und überhaupt gibt es noch etwas, was gesagt werden muss, bevor wir fortfahren können. Zwischen Chlor (Cl) und Chlordioxid (ClO_2) liegen Welten, auch wenn beides ähnlich riecht. Chlor ist nach Fluor das zweitreaktivste Nichtmetall im Periodensystem und reagiert mit vielen Substanzen (z.B. mit Wasser, organischen Verbindungen und zahlreichen Metallen). Dabei entstehen neue (zumeist giftige) Verbindungen, welche wenig beständig sind und daher leicht explosiv zerfallen können. Deshalb sollte man sich auch vor Chlor hüten. Da hingegen ist ClO_2 bloß ein Oxidans und kann nicht mittels einer chemischen Reaktion einen neuen Stoff erschaffen. Sobald es sich auflöst bleibt ein bisschen Speisesalz übrig.

Kapitel XII

Nebenwirkungen – im Fall der Fälle

„Dosis facit venenum!"[127]

Paracelsus, Begründer der modernen Medizin

Es dürfte klar sein, dass MMS nicht ausschließlich durch eine rosa-rote Brille gesehen werden darf. Manch einer bezieht daraus seinen Lebenssinn, und das ist garantiert weit überzogen. Ein Blick ins weltweite Netz zeigt schnell viele Seiten, wo teilweise heftig vor MMS1 gewarnt wird.[128] Nun ja, viel Feind viel Ehr.[129] Bevor die Panik ausbricht sollte man sich erst einmal genau ansehen, wer diese Seiten in wessen Auftrag betreibt. Es ist halt so in dieser korrupten Welt, dass nichts Menschen mehr mit einander verbindet als der regelmäßige Austausch von Banknoten.[130]

---

127 Lat.: Die Menge macht das Gift.

128 Jim Humble schreibt dazu: „Tausende Websites im Internet lassen sich über MMS aus, und einige davon geben schlicht falsche Informationen wieder. Ich kann sie nicht alle überprüfen; ich habe nicht die Zeit, mir sämtliche Sites anzusehen und mit den Verfassern zu sprechen. Aber es geht um etwas sehr Ernstes, denn hier stehen Leben auf dem Spiel. Es geht nicht etwa um eine nette DVD oder einen tollen Kinofilm – es geht um Menschenleben. Wer hierzu etwas schreibt, ohne sich vorher zu informieren, handelt absolut unverantwortlich. Bislang haben viele hunderttausend Menschen meine Anweisungen befolgt, und nie hat es kritische Reaktionen wie z.b. einen Todesfall gegeben. Es gibt viele Erkrankungen, die sich nur mit MMS behandeln lassen. Wenn ein Säugling an einer solchen leidet, sollten Sie ihm unter allen Umständen MMS verabreichen. Folgen Sie einem der Protokolle; meist vertragen Babys eine Dosis von einem Tropfen MMS, der mit fünf Tropfen Zitronensaft oder zehnprozentiger Zitronensäurelösung aktiviert worden ist. Mischen Sie die Dosis mit Saft, und füllen Sie sie in eine Babyflasche." Wenn Sie industrielle Berichte lesen, müssen Sie immer bedenken, dass dort von einer 10.000-fach höheren Chlordioxidmenge die Rede ist, als wir im menschlichen Körper verwenden.

129 Wenn Sie industrielle Berichte lesen, müssen Sie immer bedenken, dass dort von einer 10.000-fach höheren Chlordioxidmenge die Rede ist, als wir im menschlichen Körper verwenden.

130 Wer sich für das Beziehungsgeflecht Big Pharma/Big Biz interessiert wird u.a. hier fündig: www.NaturalNews.com

Und natürlich will niemand etwas verstehen, wenn sein Gehalt davon abhängt, dass er es möglichst nicht versteht.[131] Doch von diesen unerfreulichen Verquickungen und Verflechtungen[132] mal abgesehen, gibt es schon Erfahrungen und Überlegungen, die dazu raten, MMS auf alle Fälle mit Augenmass zu benutzen. Ich will hier nichts schlecht reden oder gar Furcht verbreiten – ganz im Gegenteil – sondern nur ein paar kritische Anmerkungen in den Raum stellen.

So kann zum Beispiel die Wirkung von MMS bei geschwächten und sensiblen Menschen gleich zu Beginn schon viel zu stark sein und unangenehme Nebeneffekte wie Durchfälle, Bauchschmerzen, Übelkeit und Kopfschmerzen hervorgerufen. Deshalb ist eine zu hohe Anfangsdosis – falls man nicht gerade tot krank ist – nach dem Motto „viel hilft viel" unbedingt zu vermeiden. „Krankheitserreger, die durch die innere, orale Anwendung von MMS abgetötet werden, können den Körper nur über die Leber verlassen, die sie abbaut. Das funktioniert, bis Sie an Ihre (vorübergehende) Übelkeitsschwelle stoßen. Übelkeit ist ein Zeichen dafür, dass MMS mehr Erreger abtötet, als abgebaut werden können, was kurzzeitig dazu führt, dass einem sehr übel wird."[133] Allerdings liegt das profunde Schwächeln in der Regel weniger am MMS als daran, dass das Protokoll nicht genau befolgt wurde: die Dosis war viel zu hoch!

---

131 „Eine freie Presse gibt es nicht. Sie, liebe Freunde wissen das, und ich weiß es gleichfalls. Nicht ein einziger unter Ihnen würde es wagen, seine Meinung ehrlich und offen zu sagen. Das Gewerbe eines Publizisten ist es vielmehr, die Wahrheit zu zerstören, geradezu zu lügen, zu verdrehen, zu verleumden, zu Füßen des Mammons zu kuschen und sich selbst und seine Rasse um des täglichen Brotes willen wieder und wieder zu verkaufen. Wir sind Werkzeuge und Hörige der Finanzgewalten hinter den Kulissen. Wir sind die Marionetten, die hüpfen und tanzen, wenn sie am Draht ziehen. Unser Können, unsere Fähigkeiten und selbst unser Leben gehören diesen Männern. Wir sind nichts als intellektuelle Prostituierte." (John Swinton, Herausgeber der NEW YORK TIMES, 1906)

132 „We are grateful to the Washington Post, The New York Times, Time Magazine and other great publications whose directors have attended our meetings and respected their promises of discretion for almost forty years. ... It would have been impossible for us to develop our plan for the world if we had been subjected to the lights of publicity during those years. But, the world is now more sophisticated and prepared to march towards a world government. The supranational sovereignty of an intellectual elite and world bankers is surely preferable to the national auto-determination practiced in past centuries." (David Rockefeller, Bilderberg Meeting, June 1991 Baden Baden, Germany)

133 ibid.

Der gequälte Organismus schafft die plötzliche Entgiftung nicht mehr, und schon läuft das Fass über. Das ist mir auch regelmäßig passiert und machte wenig Freude. Schon aus diesem Grund sollte man täglich gut 2-3 Liter Wasser trinken. Tees, die man beim Fasten zu sich nimmt, sind ebenfalls eine Hilfe, insbesondere, wenn sie die Nieren beim Wässern unterstützen.[134]

Wichtig bei der Behandlung von Diarrhöe ist eine hohe Flüssigkeitszufuhr, um den Flüssigkeitsverlust auszugleichen. Bei einem schwereren Krankheitsbild muss zudem der Verlust an Elektrolyten, die für die Blutphysiologie wichtig sind, durch eine glucosehaltige Salzlösung ausgeglichen werden. Gegen akute bakterielle Durchfallerkrankungen hilft medizinische Kohle, die Mikroorganismen und Bakterientoxine bindet. (Quelle: Microsoft ® Encarta ® 2006 © 1993-2005)

Meiner persönlichen Erfahrung nach wird hauptsächlich eine permanente Einnahme hoher Dosen nach einigen Wochen problematisch. Die anfängliche Diarrhöe fand ich gar nicht mal so schlimm, denn es zeigte zumindest, dass etwas passierte. Und was ich so zu sehen und zu riechen bekam war nicht gerade Vertrauen einflößend, sondern gehörte „offensichtlich" wirklich nicht ins System. Das Gerenne verlor sich bald, und irgendwann kam nach durchwachten Nächten der Punkt wo ich ziemlich sicher war, dass das Gros der Parasiten endlich platt war. Egal welche Dosis ich gerade fuhr, der Durchfall blieb aus. Infolge stank der strapazierte Abort nicht mehr pestilenzialisch, der Stuhl duftete wohlig nach Chlor.

Gegen Ende meiner viermonatigen Dauer-Kur[135] mit Dosen bis zu 25 Tropfen/Tag wurde mir allerdings leicht schwindelig, weil, wie ich vermute, das Eisen der roten Blutkörperchen etwas mitoxidiert wurde. Ich

---

134   z.B. Brennesseltee
135   Ich steigerte auch nicht um je 1 Tropfen, sondern immer gleich um 2.

habe für diese Annahme keine „wissenschaftlichen" Beweise, und es kann auch gut daran liegen, dass ich wirklich „ausgelaugt" war, aber ein Eisenpräparat schaffte schnell wieder Abhilfe. Und natürlich verliert man, das ist wirklich keine große Neuigkeit, durch virulente Durchfälle Wasser, Enzyme und Mineralien. Letzteres Defizit glich ich regelmäßig durch gute Nahrungsergänzungsmittel und Schüssler-Salze gezielt aus.[136]

Schüssler-Salze	
Nr. 1 **Calcium Fluoratum D12**	Erhält die Elastizität aller Zellen, auch des Gehirns, der Muskeln Bänder, Gewebe und Gefäße. Verhindert Verhärtungen. Härtet den Zahnschmelz. Bei Krampfadern, Bänderdehnungen, Organverlagerungen, Konzentrationsmangel, Karies. Nach Röntgenaufnahmen.
Nr. 2 **Calcium Phosphoricum D6**	Eiweiß-, Zell-, Zahn- und Knochenaufbau, Blutbildung, Allergien, stärkt das Nervensystem, beruhigt. Bei Anämie, Osteoporose, Knochenbrüchen, Herzrhythmusstörungen, Verkrampfungen, Schlafstörungen, Depressionen, starken und langen Periodenblutungen.
Nr. 3 **Ferrum Phosphoricum D12**	Bildet Hämoglobin (roter Blutfarbstoff), entzündungshemmend, bei akut entzündlichen Prozessen, Vorbeugung gegen Erkältung und Muskelkater, senkt leichtes Fieber. Bei energetischer Verausgabung, Muskelermüdung, Eisenmangelanämie, Blutungen, allgemeiner Tonusarmut, Durchfall und Erbrechen.
Nr. 4 **Kalium Chloratum D6**	Reguliert Ausscheidung von Giften (Medikamente, zum Beispiel Cortison, Antibiotika) über Lymph-, Nieren- und Drüsensystem, bei Drüsen- und Lymphknoten-Schwellungen, Blutverdickung, Thrombosegefahr, offene Beine, chronische Entzündungen, Asthma, Allergien, Bronchitis, Augenentzündung, unregelmäßiger Zyklus.
Nr. 5 **Kalium Phosphoricum D6**	Anregend, baut Fäulnis- und Ermüdungsgifte ab, wirkt antiseptisch. Bei Müdigkeit, Erregungs- und Erschöpfungszuständen des Geistes und Körpers, Gedächtnis- und Antriebsschwäche, Muskelschwund, Lähmungen, hohes Fieber, niedrigem Blutdruck.

---

136 auch als Bio-Chemie bekannt

Nr. 6 **Kalium Sulphuricum D6**	Bildet Oberhautzellen, reguliert Stoffwechsel, fördert Leber- und Verdauungsfunktionen. Bei Allergien, Ekzemen, Neurodermitis, Verdauungsstörungen, chronische Katarrhen, Periodenschmerzen, Muskelkater, Schnupfen, Ohrenfluss.
Nr. 7 **Magnesium Phosphoricum D6**	Steuert das vegetative Nervensystem, Einfluss auf Tätigkeit von Herz, Kreislauf, Drüsen, Verdauungsorgane und Stoffwechsel. Beruhigung, Lampenfieber. Bei Krämpfen aller Art, Asthma, Herzrhythmusstörungen. Auch bei Störung des hormonellen Systems, Migräne. Bei krampfartigen Schmerzen so genanntes „Blitzmittel".
Nr. 8 **Natrium Chloratum D6**	Bildet Knorpel, Gewebe, Gelenkschmiere. Reguliert Wasserhaushalt. Bei Bandscheibenschäden, Blutarmut, Gelenkrheumatismus, Ödemen, Haarausfall, Schuppen, Gedächtnisschwäche, Fließschnupfen, trockenem Auge.
Nr. 9 **Natrium Phosphoricum D6**	Regelt Fett- und Säurehaushalt, Gallensäfte. Bei Fettsucht, Harnsäureüberschuss, Verdauungsstörungen, Rheuma, Ischias, Akne.
Nr. 10 **Natrium Sulphuricum D6**	Fördert den ausscheidenden Stoffwechsel. Bei Zuckerstoffwechsel, Ödemen, Bettnässen, Verdauungsstörungen, Leberbeschwerden, Gallenstauung, Durchfall. Bei Schäden nach Über- und Fehlernährung.
Nr. 11 **Silicea D12**	Bildet und festigt Bindegewebe, unterstützt Leitfähigkeit der Nerven. Bei Bindegewebsschwächen, Übererregbarkeit, Licht- und Geräuschempfindlichkeit, Rheuma, für Haare und Fingernägel. Bei Arterienverkalkung, Zahngeschwüren, Fisteln, Drüsenvereiterungen.
Nr. 12 **Calcium Sulphuricum D6**	Mittel für alte Eiterungsprozesse. Bei Abszessen, chronischen eitrigen Entzündungen der Nasennebenhöhlen, langwierigen Blasenerkrankungen, verhärteten Drüsen.

111

Doch mein Hauptaugenmerk ruht vor allem auf der Tatsache, dass ClO₂, wie wir öfters gehört haben, ein extrem starker Oxidator ist. Er zerstört also unter Umständen auch seine Gegenspieler, die wichtigen Anti-Oxidantien.[137] Deshalb kann es neben der sattsam besprochenen Übelkeit durch die MMS-Einnahme (zwar selten aber auch) zu Entzündungen kommen. Um das zu verstehen müssen wir uns die Querverbindungen zwischen dem Sinn und Zweck einer Entzündung und den Oxidantien und Antioxidantien ansehen. Durch eine Inflammation wird im davon betroffenen Bereich die Blut- und Nährstoffzufuhr gesteigert. Dieser Vorgang ist von Natur aus dazu gedacht, das Immunsystem effektiv bei der Heilung der Organ- und Gewebeschäden zu unterstützen. Reichen die vereinten Kräfte allerdings nicht aus, um das Heer der eindringenden Mikroben und der kranken Körperzellen auszuradieren, dann wird aus der ursprünglich heilsamen Entzündung irgendwann eine chronische. Oxidationsmittel unterstützen das Immunsystem ebenfalls, um dessen Abwehrkräfte zusätzlich anzuheizen. Das bedeutet de facto, dass die Einnahme starker Oxidanten bereits bestehende Entzündungen verstärken könnte.[138] Auch steigt allgemein der Säuregehalt des Körpers. Man muss also theoretisch bei einer MMS1-Dauerbehandlung wie beim natürlichen Heilungsprozess auch mit verschiedenen Nebenwirkungen bis hin zur Entzündung rechnen.

Eine Oxidation sollte nur eine begrenzte Zeit stattfinden, also gerade solange, bis genügend Energie erzeugt wird um alle virulenten Eindringlinge und Schadstoffe auszumerzen. Da die Anti-Oxidantien unsere Körperzellen davor schützen, so mir nichts dir nichts einfach mitoxidiert zu werden, heißt das im Endeffekt, dass wir eine erhöhte Zufuhr von Oxidantien mit einem fetten Plus an Antioxidantien beantworten

---

137 "Antioxidantien sind organische Verbindungen, die einem Stoff zugesetzt werden, um unerwünschte Oxidationen zu verhindern. Ihre besondere Wirkung liegt in ihrer Fähigkeit freie Radikale abzufangen, die z. B. bei der Autoxidation auftreten. Durch das Abfangen der Radikale wird die Kettenreaktion der Autoxidation unterbrochen und der Stoff nur schwach vom Sauerstoff angegriffen. Weil es bei dieser Reaktion zur Umsetzung der Antioxidantien kommt, lässt die Wirkung dieser mit der Zeit nach. Sie sind also keine Katalysatoren.

138 Eine ausführliche Erklärung dieses Vorgangs, der als „Heilungskrise" oder „Heilreaktion" bezeichnet wird, finden Sie unter www.health-science-spirit.com/healingcrisis.html

müssen. Falls dies nicht geschieht, drohen aufgrund von Gewebereizungen Entzündungen oder degenerativen Veränderungen.

Jim Humble mag sich dieser Argumentation nicht anschließen, denn er schreibt: „Der Körper muss vor derart geringen Mengen an ClO2, wie sie durch MMS entstehen, nicht geschützt werden. Das ClO2 oxidiert weder gutartige Bakterien noch Körperzellen."[139] Vielleicht hat er ja Recht, aber ich bin mir da einfach nicht so sicher, denn in einer groß angelegten Sichtung[140] der themenrelevanten Literatur wies Dr. Thomas Lee Hesselink nach, dass die Malariaparasiten durch Chlordioxid abgetötet werden, weil es deren lebenswichtige Antioxidantien[141] oxidiert. Er schreibt: „Keine noch so große Menge an Glutathion (GSH) in den Plasmodien könnte je gegen eine ausreichend hohe Dosis Chlordioxid bestehen. Man beachte, dass jedes ClO2-Molekül entsprechend der Reaktionslage je fünf Glutathionmoleküle unschädlich machen kann."[142] Wenn jedoch Parasiten durch die Beseitigung ihrer Antioxidantien einfach gehimmelt werden können, dann befürchte ich, dass auch unser körpereigener Glu-

---

139 "Why anti oxidants to combat any excessive aging are not necessary? There is no worry about causing aging or oxidizing healthy cells or killing good bacteria. It doesn't do that. For over 50 years chlorine dioxide (ClO2) has been used in many water supplies throughout the world because it only oxidizes the anaerobic bacteria or other anaerobic microorganisms. It is very picky about what it oxidizes. That is one of the main issues that make it useful to the human race. I'm talking about a characteristic of ClO2 that's been known for over 50 years. This is a characteristic that is not true of oxygen, or ozone, or hydrogen peroxide, or any other oxidizer that is used in the human body. ClO2 is the only highly selective oxidizer known. You don't have to protect the body from the small quantities ClO2 generated by MMS. It simply does not oxidize any beneficial bacteria or body cells. No side effects have been reported in hundreds of thousands of clinical trials and tests. You might want to read about the selective nature of ClO2. Just look up Chlorine Dioxide as a water purification chemical or read my book." (Quelle: http://miraclemineral.org/importantinfo.php#q8)
140 Thomas Lee Hesselink, MD: On The Mechanisms Of Toxicity Of Chlorine Oxides Against Malarial Parasites - An Overview (2007) (Quelle: http://bioredox.mysite.com/CLOXhtml/CLOXprnt+refs.htm)
141 wie z.B. Glutathion, Alpha-Liponsäure und Coenzym A
142 "In this context let us consider that no amount of intraplasmodial glutathione (GSH) could ever resist exposure to a sufficient dose of chlorine dioxide (ClO2). Note that each molecule of ClO2 can disable 1 to 5 molecules of glutathione depending on the reaction mechanism." Thomas Lee Hesselink, MD: On The Mechanisms Of Toxicity Of Chlorine Oxides Against Malarial Parasites - An Overview (2007) (Quelle: http://bioredox.mysite.com/CLOXhtml/CLOXprnt+refs.htm)

tathion- und Antioxidantienkomplex in Mitleidenschaft gezogen werden könnte. Das Grundproblem besteht also vermutlich nicht so sehr wie viele befürchten darin, dass Chlordioxid nützliche Bakterien oder Körperzellen mitoxidiert, sondern doch wohl viel eher darin, dass MMS1 einen bereits bestehenden Mangel an Antioxidantien noch zusätzlich vergrößert.

Wie auch immer, ich kann diese Diskussion nicht entscheiden und belasse es an dieser Stelle dabei. Das Mindeste, was man jedoch sagen kann, ist, das eine erhöhte Zufuhr an Antioxidantien garantiert kein Fehler ist. Sie sollte aber aus offensichtlichen Gründen zeitlich von der MMS-Einnahme gut getrennt sein.[143] Da wir wissen, dass nach etwa zwei Stunden die Wirkungsweise des MMS weitestgehend abgeklungen ist,[144] haben wir dann die optimale Gelegenheit, all die verbrauchten Anti-Oxidantien gleich wieder in Form von Nahrungsergänzungsmitteln[145] kräftig aufzufrischen. Bei dieser sorgsamen Vorgehensweise kann öfters am Tag MMS konsumiert werden, weil den Gefahren einer Unterversorgung generell entgegen gewirkt wird. Zusätzlich kann man ein gutes Mineralienpräparat und entgiftende Substanzen, beispielsweise Zeolith, Bentonite, (grüne) Heilerde etc. einnehmen. Diese Präparate sollten wenigstens einmal pro Tag, am besten vor dem Schlafengehen, eingenommen werden.

Gerade Mineralien[146] sind besonders wichtig. Weil beim Prozess des rapiden Abbaus der Schlacken im Körper vermehrt Säuren anfallen, werden sie durch basische Mineralien gepuffert. Fehlen letztere, dann werden sie dafür den Knochen und Zähnen entzogen. Wie sehr konnte ich bei einem Bekannten sehen, der über einen Zeitraum von achtzehn Monaten täglich 15 Tropfen MMS zu sich nahm ohne im Geringsten

---

143 Jim Humble empfiehlt einen Abstand von gut drei Stunden.

144 Bei MMS-Infusionen kann ich mir allerdings vorstellen, dass die Wirkung im Körper wesentlich länger anhält. Das liegt daran, dass das Chlordioxid nicht erst durch unerwünschte Bakterien, die im Magen (zum Beispiel Heliobacter pylori) leben, aufgebraucht wird.

145 zum Beispiel durch OPC, Vitamine etc.

146 Bitte Mineralien und Vitamine nicht zeitgleich einnehmen, weil Erstere die Vitamin-Aufnahme verzögern und hemmen.

auf seinen Mineralienhaushalt zu achten. Irgendwann plagten ihn Haarausfall und lockere Zähne. Der Mensch ist einfach nicht dazu geschaffen sich tagtäglich Chemikalien egal welcher Provenienz einzupfeifen. Man sollte sich reelle Ziele setzen und – sobald sie erreicht wurden – dem Organismus seine wohlverdiente Pause gönnen. Aber wie gesagt: Das ist meine ganz persönliche Meinung.

Die goldenen MMS-Regeln

1. MMS1 nicht außerhalb der Flasche aufbewahren. Unaktiviert sieht es Wasser sehr ähnlich und könnte eventuell damit verwechselt werden.

2. MMS (1+2) vor Kindern verstecken.

3. MMS1 immer nur in Verbindung mit Aktivator und hinreichend Wasser nutzen, da es sonst verätzen könnte.

4. Niemals mit 15 Tropfen beginnen, sondern sich stets langsam hocharbeiten. Sobald es zu Übelkeit oder Durchfall kommt die Dosis verringern. Weniger ist mehr!

5. Vorsicht mit MMS1-Flecken auf der Kleidung: Es bleicht!

6. Die Flaschen nicht in die Sonne stellen, da sich ein Innendruck aufbauen könnte und die Qualität leidet.

7. Sollten Sie MMS1 in die Augen oder auf die Haut bekommen, so waschen Sie es mit reichlich Wasser weg.

8. MMS2 immer mit mindestens zwei Glas Wasser einnehmen.

9. Auf Vitamin- und Mineralstatus achten! Nicht die Anti-Oxidantien vergessen!

10. Trinken Sie soviel reines Wasser wie Sie können, aber nicht unter 2 Liter pro Tag.

Noch eine wichtige Sache gibt es, die von Humble in seinem „Pilzprotokoll" adressiert wird. Hier scheint MMS1 sogar kontra indiziert zu sein. Jim schreibt: „Es wäre so wunderbar einfach, wenn MMS wirklich jede Krankheit der Welt bekämpfen könnte, aber gegen eine Pilzart scheint es machtlos zu sein bzw. diese sogar noch zu verschlimmern. Dabei handelt es sich um eine Form von Fußpilz. Es ist aber kein normaler

Fußpilz, sondern sehr viel hartnäckiger. Sämtliche Sprays und Puder gegen Fußpilz sind machtlos gegen ihn. Dieser Pilz scheint schlimmer zu sein als jede andere Hautinfektion. Er juckt und brennt fürchterlich, und es scheint fast, als säße er nicht nur auf, sondern auch in der Haut. Die betroffene Partie ist leicht geschwollen, sieht hässlich aus und verschlimmert sich stetig. Der Pilz kann sich jahrelang halten.

Mir ist nicht bekannt, ob schon jemand daran gestorben ist, aber die Infektion ist böse und kann auch auf die Mundhöhle übergreifen, was sehr schmerzhaft ist. Bei einigen Menschen wird auch die Kopfhaut befallen, und auch dort wütet der Pilz verheerend. Dieser spezielle Pilz reagiert mit einem brennenden, stechenden Schmerz auf MMS. Meistens wird er nach der Behandlung schlimmer, so dass so mancher Betroffene vorübergehend nicht mehr laufen kann. Zum Glück tritt dieser Pilz nur sehr selten auf."[147]

Als einziges verbleibendes Gegenmittel für diesen rabiaten Pilz empfiehlt Jim Humble „Aztec Secret Indian Healing Clay" oder eine vergleichbare Heilerde, die im Verhältnis von 1:1 mit Vaseline gemischt wird. Ohne letztere hilft die Heilerde nicht, denn erst durch das Fett zieht die Erde in die Haut ein. Damit schmiert man alle betroffenen Hautstellen ein. Falls die Füße betroffen sind, werden auch sie eingecremt, und dann kommen dicke Socken darüber. Ist die Mundhöhle betroffen, gibt man die Heilerde (ohne Vaseline) auf die Zahnbürste, und bürst sich drei- bis viermal täglich vorsichtig Zähne und Zahnfleisch. Die Pilzinfektion müsste erfahrungsgemäß nach etwa einer Woche abklingen.[148] Allerdings würde ich sicherheitshalber noch wenigstens einen Monat lang regelmäßig eine dünne Schicht dieses Gemisches aus Heilerde-Vaseline auftragen.

---

147 www.jimhumble.biz/biz-fungus.htm
148 Falls auch das nicht hilft bleibt nur noch eines. Humble empfiehlt einen Freund in Las Vegas, der ein spezielles Produkt vertreibt. (Ruf: Dennis Richards: 001-702-353-0566)

Kapitel XIII

Falls Sie MMS weiter empfehlen möchten

„Erzähle es mir und ich werde es vergessen. Zeige es mir und ich werde mich erinnern. Lass es mich tun, und ich werde es behalten."

Konfuzius, chinesischer Weiser

Ich hoffe, ich habe Sie auf diesen Seiten davon überzeugen können, dass wir es hier mit einer wundervollen Möglichkeit in Dingen Lebensqualität zu tun haben. Meine ziemlich große Familie kuriert sich inzwischen ausschließlich durch MMS1, auch wenn es eine ganze Zeitlang gedauert hat, bis ich alle davon überzeugen konnte. Nicht alle haben den Biss oder den nötigen Druck, um gleich das Grundprotokoll bis zum Anschlag durch zu ziehen, aber zumindest wissen sie, wo die beiden Flaschen stehen, und jeder mischt sich seine Portion, wenn er etwas „anfliegen" fühlt. Ich will hier nicht auf die interessanteren Erfolge abheben, aber zumindest möchte ich sagen, dass darunter auch „unheilbare" Krankheiten waren. Und natürlich bin ich davon derartig beeindruckt und dankbar, dass ich jedem MMS ans Herz legen möchte. Leider klappt dies nicht so einfach, wie man denkt.

Die meisten Menschen wollen nach den ersten Erfolgen MMS weiter empfehlen, denn jeder kennt zumindest einen, der an etwas herum laboriert und damit nicht weiter kommt. Doch wie gewohnt steckt der Teufel im Detail. So einfach es auch zu sein scheint MMS anzumischen und zu verwenden, so zeigt doch die Erfahrung, dass es keinen Fehler gibt, egal wie unwahrscheinlich oder dumm, der nicht gemacht wird. Sei es, dass man die Dosis einfach höher ansetzt, weil man denkt, so toll kann es doch gar nicht werden? Oder man will sich etwas beweisen und knallt damit herum. Manch einer ist wiederum einfach zu nachlässig, um das

Mischungsverhältnis korrekt herzustellen. Andere Leute hingegen sind übervorsichtig (um nicht zu sagen feige) und halten sich mit Inbrunst an den vielen Horrormeldungen fest, die durchs Internet schwirren, nur um immer noch verunsicherter zu werden. Kurzum: Es gibt unendlich viele Gründe und Nichtgründe um etwas im Umgang mit MMS falsch zu machen. Wobei es gar nicht erst zu nehmen, meiner Meinung nach ein Kardinalfehler ist.[149]

Ich persönlich empfehle nichts, was ich nicht selber ausprobiert habe. Wie kann ich über etwas schwätzen, was ich überhaupt nicht richtig kenne? Zuvor muss ich viele eigene Erfahrungen gesammelt haben, und zwar möglichst bis in die Grenzbereiche hinein, sonst laufe ich Gefahr, heiße Luft zu produzieren. Außerdem haben wir es hier mit der Gesundheit und dem Wohlbefinden anderer Menschen zu tun. Da ist es gefährlich und unverantwortlich, wenn ich von Sachen rede, die mir nicht durch und durch vertraut sind. Dabei ist mir immer sonnenklar, dass meine Erfahrung nicht unbedingt 1:1 übertragbar sein muss. Andere Menschen haben andere Probleme, die sie anders lösen wollen als ich und zumeist auch einen anderen Hintergrund, der es ihnen nicht unbedingt erleichtert, die Zusammenhänge gleich zu durchschauen.

Daher verkaufe ich MMS auch nicht, sondern wenn ich Jemanden treffe, der dafür offen sein könnte, lasse ich nur ein paar Worte zur Sache selber fallen. Wer Ohren hat zu hören hört, wer nicht, der muss halt selber sehen, wie er klar kommt, da er es doch anscheinend besser weiß als ich.[150] Ich mache lediglich in aller Freundschaft ein Angebot und

---

149 Schon seit 25 Jahren gibt es einen medizinischen Krebstest, der 99-prozentige Genauigkeit verspricht. Dieser Test heißt AMAS und ist effektiver, risikoloser und kostengünstiger als alle anderen Testmethoden. Man braucht dafür nicht einmal einen Arzt, denn er ist über das Internet erhältlich. Man macht einen Abstrich von seinem Blut, schickt diesen ein und zahlt, sobald die Ergebnisse fertig sind. Getestet wird auf spezifische Krebs-Antikörper im Blut. Unter www.oncolabinc.com kann man sich diesen Test bestellen. Der AMAS-Test bietet einen entscheidenden Vorteil: Man kann nach dem ersten Test und der Durchführung des entsprechenden MMS-Protokolls durch einen weiteren Test klären, was sich getan hat. Ich bin an diesem Unternehmen nicht finanziell beteiligt.

150 „Der Horizont vieler Menschen ist ein Kreis mit dem Radius Null – und das nennen sie ihren Standpunkt." - Albert Einstein, Physiker

sonst gar nichts, denn ich bin weder ein Missionar noch ein Verkäufer. Und wenn tatsächlich jemand nachfragt, dann zeige ich ihm geduldig wie ich es mache bzw. in seinem Fall machen würde, damit ja nichts schief laufen kann. Ich mische vor seinen Augen 1 oder 2 Tropfen, die ich anschließend selber trinke, damit man mir auch glauben kann. Jetzt beantworte ich alle auftauchenden Fragen so gut ich kann. Zum Schluss lasse ich mir vom geläuterten Fragenden MMS anmischen, um zu sehen, ob auch wirklich alles verstanden wurde. Eine letzte Fragerunde, und danach lasse ich meinen Mitmenschen in Ruhe ziehen, denn es steht ganz alleine in seiner Verantwortung, was er mit seinem neuen Wissen anstellen will. Das war es auch schon.[151] MMS hilft und das meistens besser, als alles, was die Leute bisher so kannten, aber dennoch sollte es nichts Spektakuläres sein. Punkt.

---

151 Jetzt würde ich einmal alles in Ruhe demonstrieren und auf dieses Buch verweisen, um die ewigen Telefonate zu vermeiden.

Kapitel XIV

Schluss- und Randbemerkungen

„Der Wettbewerb zwingt zur Erschließung neuer Märkte. Das Ziel muss die Umwandlung aller Gesunden in Kranke sein, also in Menschen, die sich möglichst lebenslang sowohl chemischphysikalisch als auch psychisch für von Experten therapeutisch, rehabilitativ und präventiv manipulierungsbedürftig halten, um „gesund leben" zu können. Das gelingt im Bereich der körperlichen Erkrankungen schon recht gut, im Bereich der psychischen Störungen aber noch besser, zumal es keinen Mangel an Theorien gibt, nach denen fast alle Menschen nicht gesund sind. Fragwürdig ist die analoge Übertragung des Krankheitsbegriffs vom Körperlichen auf das Psychische."

Klaus Dörner, klassischer Schulmediziner[152]

Nun ja, Altern ist nichts für Weicheier. Spätestens nach dem so genannten „Leistungsknick" im besten Mannesalter beginnt man sich ernsthaft zu fragen, ob das „alles gewesen ist?" Doch bevor ich mich durchs Anbaggern der Freundinnen meiner Kinder lächerlich mache, räume ich lieber auf, und zwar an allen Fronten. Dazu gehört auch ein gründlicher Hausputz, der meinen angegammelten Organismus wieder auf Trab bringt. Danach kann ich mir ja immer noch eine Harley Davidson kaufen. Doch Spaß beiseite: Man sollte angesichts des erbarmungswürdigen Zustandes unseres „Gesundheits"systems eigentlich meinen, die Welt habe sehnsüchtig auf MMS gewartet. Das hat sie wohl auch, wenn man sieht, wie viele Menschen weltweit sich damit beschäftigen. Als meine Schwägerin in Ecuador zum Arzt musste waren das Einzige, was er ihr mitgab MMS und den guten Rat, bloß keine sinnlosen Medikamente zu schlucken.

---

152 Quelle: Deutsches Ärzteblatt; Jg. 99, Heft 38, 20. September 2002

Ein uralter Witz fragt, warum Chirurgen wohl bei der Operation Gummihandschuhe trügen? Nun ja, wegen der Fingerabdrücke! Aber damit Ihnen das Lachen im Halse stecken bleibt möchte ich sogleich darauf hinweisen, dass jeder Kassenpatient vor jeder Operation schriftlich erklären muss, dass er und nur er ganz alleine die Verantwortung für das spätere Ergebnis trägt.

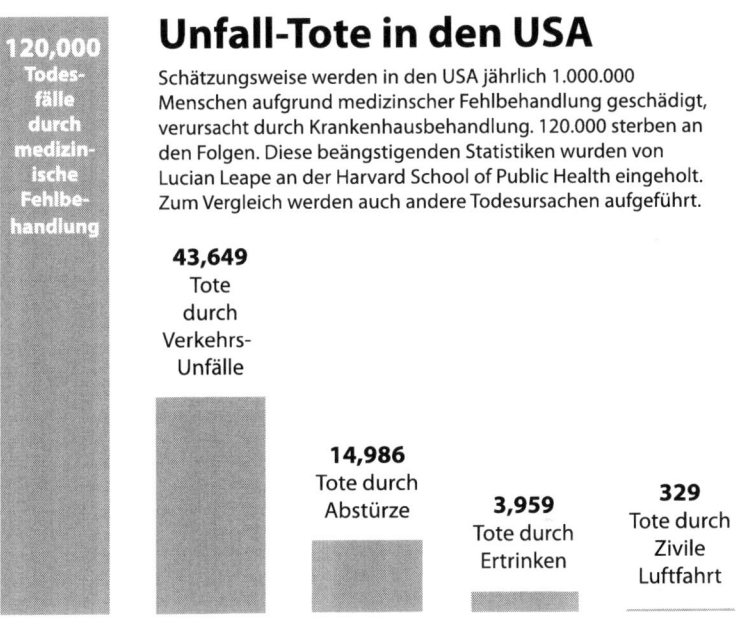

120,000
Todes-
fälle
durch
medizin-
ische
Fehlbe-
handlung

Unfall-Tote in den USA

Schätzungsweise werden in den USA jährlich 1.000.000 Menschen aufgrund medizinscher Fehlbehandlung geschädigt, verursacht durch Krankenhausbehandlung. 120.000 sterben an den Folgen. Diese beängstigenden Statistiken wurden von Lucian Leape an der Harvard School of Public Health eingeholt. Zum Vergleich werden auch andere Todesursachen aufgeführt.

43,649
Tote
durch
Verkehrs-
Unfälle

14,986
Tote durch
Abstürze

3,959
Tote durch
Ertrinken

329
Tote durch
Zivile
Luftfahrt

Was ist das bloß für eine komische Branche, die Null Verantwortung für Ihre Arbeit übernehmen will? Wenn Sie in Ihrem Brötchen einen Glassplitter finden, können Sie erfolgreich den Bäcker verklagen, aber wenn Sie zum Krüppel operiert wurden ist das Ihr ganz persönliches Pech. Der schlimme Schicksalsschlag wurde allerdings von der Krankenkasse bzw. der dahinter stehenden Solidargemeinschaft bezahlt. Das ist der Unterschied. Und in so etwas soll ich Vertrauen haben? Da müsste ich ja ganz schön mit dem Klammerbeutel gepudert sein. Nein, da vertraue ich lieber auf den gesunden Menschenverstand und helfe mir selbst. Und das tue ich am Besten dadurch, dass ich mir grundlegende Kenntnisse auf allen mich betreffenden Gebieten aneigne. In den USA rät man vorbeugend den mitdenkenden Patienten zum Beispiel zum Folgenden:[153]

If You Go to the Hospital

- *Try to avoid going alone. A friend or relative is legally permitted to accompany you 24 hours a day, as long as they do not hinder the ability to provide your care.*

- *Check all medications that come to your bedside, including the color, size, and any changes you notice. Don't be afraid to ask your nurse about each medication being given. If anything is different, ask why the prescription was changed and who ordered the change.*

- *Make sure that staff members who come in contact with you wash their hands or change their gloves when they visit you. As many as half of hospital-acquired infections may be due to staff not washing their hands.*

- *Monitor your catheter two or three times daily to make sure that it is draining properly. Malfunctioning catheters can be a source of hospital-acquired infections.*

- *Inspect surgical wounds and make sure the dressings are changed regularly. If you notice oozing or color changes, don't hesistate to inform a nurse.*

- *Question personnel who transport you or perform any tests, such as blood tests or X-rays. Ask why they are conducting the test and how often it needs to be done.*

---

153   aus dem Internet, s. u.a. www.mercola.com ; www.peoples-medical-society. Source: Take This Book to the Hospital With You, by Charles Inlander of the People's Medical Society.

- *Ask your nurse to review your previous day's medical record with you every morning. Check that diagnoses reflect what your doctor has told you and that doctor's visits, tests and medications are accurately documented.*

- *If in doubt, seek an independent second opinion at another institution. Use your mouth. You don't have to be obnoxious but you can forthright. People who speak up tend to get the best care.*

Nun gut, Ärzte haben Patienten und Mediziner haben Kunden, das ist der ganze Unterschied. Vor jeder Körperöffnung lauert ein Spezialist, der gut von ihr lebt und will, dass das möglichst auch so bleibt. Erstaunlicherweise sind darunter auch Reiche und Mächtige wie zum Beispiel der Microsoft-Gründer Bill Gates, der sich doch gerne vor der UNO als geläuterter Philanthrop abfeiern lässt. Jim Humble hat seinerzeit sogar persönlich mit ihm telefoniert, da er von dessen „wohltätigen" Stiftung gehört hatte, die sich angeblich gegen Aids und andere Krankheiten engagiert. Doch Fehlanzeige, Windoof-Bill unterstützt angeblich nur Präparate, die von der amerikanischen Zulassungsbehörde für Arzneimittel (FDA) anerkannt werden,[154] (die aber obwohl teuer wenig taugen). Und diese Behörde hat wiederum ein Gesetz durchgedrückt, das es ihr bequem ermöglicht alle Präparate, die nicht mittels wissenschaftlich standardisiertem Prüfverfahren auf ihre Wirksamkeit überprüft wurden, aus dem Verkehr zu ziehen. Tausende positiver Erfahrungsberichte, die man im Fall von MMS mühelos belegen kann, zählen hier rein gar nichts. Niente, nada en absoluto.

Auch die Weltgesundheitsorganisation[155] hat mit empirischen Fakten nur wenig am Hut, und das war auch schon lange vor der 2009 weltweit inszenierten Schweinegrippe-Pandemie so. Zu einer Zeit, als bereits 35.000 Malaria-Patienten in Afrika mit MMS erfolgreich behan-

---

154 von Kritikern auch als „Food Destruction Agency" bezeichnet

155 „Definition: ClO2: Chlorine dioxide is a strong oxidizing agent that is added to water as a disinfectant and to control taste and odour. Chlorine dioxide rapidly decomposes into chlorite, chloride, and chlorate. (Quelle: WHO-Guidelines for drinking water quality)

delt worden waren, teilte die WHO Jim Humble mit, sein Präparat wirke nicht, ihre Spezialisten hätten damit angeblich bei Labormäusen keine Erfolge gehabt. Wie sich später herausstellte, hatten die damit beauftragten Ärzte absolut keine Ahnung, welche Oxidationsprozesse Chlordioxid auslöst, aber egal.[156] Hauptsache alles bleibt beim Alten, dann wackeln die etablierten Hierarchien nicht, und die Geldsäcke können weiter unter sich bleiben. Es gab und gibt nur einen gangbaren Weg, nämlich die Flucht nach vorne, „der Weg über die Masse. Was zu viele Leute wissen, lässt sich nicht mehr unterdrücken."[157] Ungefähr so begann die Aufklärung seinerzeit auch um der Inquisition endlich das Handwerk zu legen. Durch die Erfindung Gutenbergs, dem Buchdruck, wurde die penetrante Vormachtstellung[158] der katholischen Kirche gebrochen.[159] Die rächte sich dann über vierhundert Jahre lang folgerichtig mit dem „Index librorum prohibitorum", einer ellenlangen Liste aller bei Höllenstrafe verbotenen Bücher. Und jetzt will man staatlicherseits MMS verbieten und zieht bei den paar Händlern üble Razzien durch.[160] Hat das Mittelalter eigentlich jemals aufgehört? Irgendwie scheinen die weltlichen

---

156 „Die Weltgesundheitsorganisation WHO betraute nur einen einzigen Arzt mit der Prüfung des MMS, obwohl sie davon Kenntnis gesetzt worden war, dass 75.000 Malariapatienten geheilt worden sind. Der Arzt der WHO behauptete, er habe das MMS getestet, aber daran glaube ich nicht so recht. Er saß in der Schweiz. Dort gibt es keine Malaria. Behandelten Menschen geht es innerhalb von vier Stunden besser. Der Test kann also an einem einzigen Tag abgeschlossen werden. Der Arzt aber beanspruchte anderthalb Jahre! für seine Untersuchungen (Hinhaltetaktik), und drei Tage nach dieser Frist behauptete er, das Mittel wirke nicht." (aus: Jim Humble: MMS - Der Durchbruch. Ein einfaches Mineralpräparat wirkt wahre Wunder bei Malaria, Aids und vielen anderen Krankheiten; ISBN: 978-3-9810318-4-3, 260 Seiten

157 http://www.jimhumblemms.de

158 „Macht hat immer schon die niedersten Elemente der menschlichen Spezies angezogen. Seit Anbeginn der Geschichte wird der Mensch nun schon von Abschaum schikaniert. Diejenigen, die ihre Mitmenschen herumkommandieren, Befehle in alle Richtungen brüllen und selbst noch dem Gras auf der Wiese vorschreiben wollen, in welche Richtung es sich vom Winde biegen lassen soll, sind die verdorbensten aller Prostituierten. Sie lassen sich zu jeder unwürdigen Tat und jeder Niederträchtigkeit verleiten und tun alles, um Macht zu erlangen. […] Jede Regierung ist ein Hurenparlament. Schade nur, dass in einer Demokratie wir selbst die Huren sind." – P.J. O'Rourke (s. www.buildfreedom.com)

159 engl. Sprichwort: The pen is mightier than the sword!

160 Verbote in Australien und Kanada 2009; in Spanien und Schweiz 2010, seit Juli 2010 Schikanen in den USA, BRD und England

Mächte nur die (un)heiligen Stühle getauscht zu haben.[161] Nicht der Zweck heiligt das Mittel, sondern das Dogma.

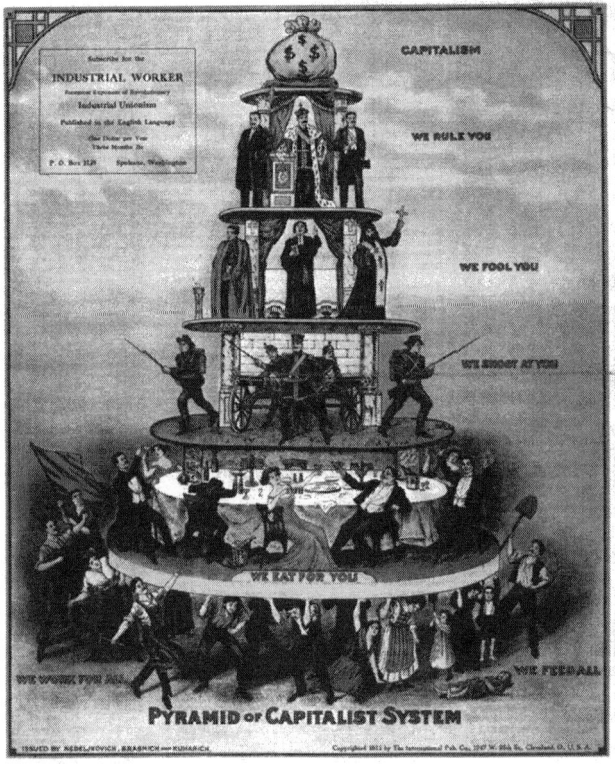

Das ganze „rechthaberische" Vorgehen kann so nicht einfach stehen bleiben, denn die Menschen haben ein Anrecht auf eine gute Gesundheit. Und wenn sie dafür MMS brauchen beziehungsweise nutzen möchten, ist es schlechterdings eine Riesensauerei, es ihnen vor zu enthalten, nur damit die Pharmafia keine Einbußen erleidet. Doch was tun? Schließlich gelten Gesetze ja immer nur für diejenigen, die sich nicht dagegen wehren können, also den „kleinen Mann". Gesunder Menschenverstand rät in solchen Fällen dazu sich dann eben Gesetze zu suchen, die es verborgen

161 s. www.politaia.org

in legalen Nischen zum Segen anderer Kartelle schließlich auch gibt um die ungerechten Zustände möglichst legal zu konterkarieren. Und genau das hat Jim Humble inzwischen getan, denn die Verfolgung und der Druck haben in den letzten Jahren weltweit sehr stark zugenommen. Um gerade den Händlern Unterstützung zukommen zu lassen und nicht zuletzt auch, um ein einheitliches Wissensniveau[162] zu erreichen, musste sich Jim Humble also etwas wirklich Effektives ausdenken, denn wie schnell lästige Erfinder um die Ecke und prächtige Entdeckungen „aus der Welt" geschafft werden ist ja leider Gottes allgemein bekannt. Jim persönlich musste im Mai 2009 Mexiko von jetzt auf gleich verlassen, nachdem er telefonisch rechtzeitig vor seiner drohenden Verhaftung gewarnt worden war. Aus all diesen Erfahrungen heraus hat er schließlich eine Kirche gegründet, die „Genesis II Church of Health and Healing"[163]. Diese ganz reguläre Vereinigung ist nicht religiös ausgerichtet, pocht also nicht auf ein Glaubensbekenntnis, sondern sie hat sich das hehre Ziel gesetzt, überall kostenlos Menschen zu heilen, die es wollen. Sie finanziert sich ausschließlich über freiwillige Spenden, und sie hat natürlich so etwas wie ein „Sakrament."

Und da sich anscheinend eine ganze Menge Leute über das erste M (wie Miracle) von MMS aufregen hat Jim sogar den Namen verändert – schließlich geht es um die Sache: „MMS Name Change! The word Miracle phases out and the word Master replaces it. Well, that's it. The MMS remains the same, just the first word changes from Miracle to Master. ‚Master Mineral Solution' is now the name of MMS."[164] Wieder einmal lässt sich der Überbegriff nur unzufriedenstellend übersetzen: „Meister-Mineral-Lösung" oder meinetwegen auch „Haupt-Mineral-Flüssigkeit"…Also Leute, damit wir uns weiterhin

---

162 www.mmstrainingcourse.com
163 www.Genesis2church.org
164 I know, I know, there are a lot of people who after using MMS like the name miracle, because that is what it is. I like the name Miracle too, but many people have asked me to change the name and others have told me that they didn't use it just because of the name „Miracle." They say it sounds too much like snake oil. Many people have already told me that they prefer the new name change. The FDA and others will play on our name change for a while but eventually that will die out as MMS becomes known as the Master Mineral of the Third Millennium. (aus: Jim Humble - MMS NEWSLETTER Okt/Nov, 2010)

so gut verstehen schlage ich Folgendes vor: Ab sofort sprechen wir im deutschsprachigen Raum ausschließlich wie gewohnt von MMS. Hängt Euch nicht an unwichtigen Kleinigkeiten auf, sondern vergesst besser den komplizierten Namen – aber niemals die satte Wirkung! Nur das Ergebnis zählt – love it or leave it!

Anhang

Kapitel XV

Regelmäßig auftauchende Fragen

„Fragen zu stellen lohnt sich immer – wenn es sich auch nicht immer lohnt, sie zu beantworten."

Oscar Wilde, irischer Schriftsteller

Frage: Wie lange kann/soll man die Fläschchen lagern?

Antwort: Salzsäure und $NaClO_2$ sind in den verwendeten PE-Flaschen einige Jahre haltbar. Nach etwa zwei Jahren können sich ein leichter Schleier oder Fäden im $NaClO_2$ bilden. Das passiert aber auch in Glasflaschen. D.h., es liegt nicht am Flaschenmaterial. Die Fäden kann man zur Not durch einen Kaffeepapierfilter seien.

Frage: Wie lange hält sich eine NaClO2-Lösung getrennt von der Zitronensäure?

Antwort: Die NaClO2 Lösung ist in PE Flaschen mindestens 1,5 Jahre haltbar, vermutlich noch wesentlich länger.

Frage: Ist die Gelbfärbung ein gutes Zeichen oder eher ein schlechtes?

Antwort: Die Gelbfärbung ist normal, NaClO2-Lösung ist immer gelb.

Frage: Wie viele Tropfen sind 15ml, bzw. wie lange kommt man mit 15ml aus?

Antwort: Eine 15ml Flasche enthält ca. 400 Tropfen. Die Tropfen der 100ml Flasche sind minimal größer.

Frage: Ich habe gelesen, dass man eine Prise Himalaya-Salz in das fertige Gemisch geben sollte, kann aber leider den Artikel nicht mehr finden.

Antwort: Es kann sein, dass Geschmack und Verträglichkeit etwas angenehmer werden. Am meisten bringt die Verbindung von Natron mit Kristallsalz. Einfach ausprobieren.

Frage: Einmal liest man von einer 9%igen HCL-Lösung, dann wieder von einer 5%igen. Bleibt das Mischungsverhältnis stets gleich, und welche Lösung ist zu empfehlen?

Antwort: Immer nur 1:1, aber eine 9%iges HCL-Lösung ist meiner Meinung nach zu stark. Es bleibt nach der Aktivierung stets Säure übrig, so wie bei 5%iger HCl auch.

Frage: Nach einigen Berichten sollte man oral besser kleine Dosen im Zwei-Stunden-Takt einnehmen anstelle von hohen Dosen 3x täglich. Was ist davon zu halten?

Antwort: Es kommt immer auf die Art der Anwendung an. Öfters und weniger kann wesentlich verträglicher sein und ist vor allem bei akuten Problemen zu empfehlen.

Frage: Im Buch heißt es immer 15 Tropfen, im Internet wird bei 5%iger HCL-Lösung meistens von 6 Tropfen geredet. Entsprechen 6 mit HCL aktivierte Tropfen dem MMS von 15 Tropfen $NaClO_2$ auf 60 Tropfen 10%iger Zitronensäure?

Antwort: Nein, 6 Tropfen $NaClO_2$ auf die fünffache Menge Zitronensäure (30 Tropfen) entsprechen in etwa 6 Tropfen $NaClO_2$ mit 6 Tropfen 5%iger HCL-Lösung. Man kann es nicht ganz vergleichen, da die Salzsäure eine andere Aktivierungsgeschwindigkeit hat, denn sie ist eine mineralische Säure. Dahingegen sind Zitronensäure, Essig, Weinsäure usw. organische Säuren.

Kapitel XVI

Buchempfehlungen

„Immer wenn der Fernseher an ist, gehe ich in ein anderes Zimmer und lese in einem Buch."

Groucho Marx, Schauspieler

Aivanhov, Omraam Mikhael - *Die Kraft der Gedanken* - Prosveta

Alexandersson, Olof - *Lebendes Wasser* - Ennsthaler

Alix, Jean-Claude - *Es geht um Ihren Darm* - Spurbuchverlag

Alix, Jean-Claude - *Es geht um Ihr Blut* - Spurbuchverlag

Alix, Jean-Claude - *Es geht um Ihre Knochen* - Spurbuchverlag

Alix, Jean-Claude - *Es geht um eine Zukunft ohne Krebs* - Spurbuchverlag

Altmann-Brewe, Jutta - *Zeitbombe Amalgam* - Ehrenwirth

Arnim, Sigmund - *Das Kaali-Patent – Sieg über Krebs und Aids* - Indigo

Arnim, Hans Herbert von - *Politik Macht Geld* - Knaur

Arnim, Hans Herbert von - *Das System* - Droemer

Bachmann, Robert - *Natürlich gesund durch das Säure-Basen -Gleichge-wicht* - Trias

Batmanghelidj, Faridun - *Wasser, die gesunde Lösung* - VAK

Bleker, Maria - *Der verkannte Freund oder der unbekannte Feind: Prof. Dr. Günther Enderleins Lehre in Theorie und Praxis* - Semmelweis

Baureithel/Bergmann - *Herzloser Tod – Das Dilemma der Organspende* - Klett-Cotta

Binder, Alfred - *Gesund durch Rot- und Weißwein* - Jopp

Bischoff, Marco Biophotonen – *Das Licht in unseren Zellen* - 2001

Bischoff, Marco - *Tachyonen, Orgonenergie, Skalarwellen* - AT

Blech, Jörg - *Die Krankheitserfinder* - Fischer

Blüchel, Kurt - *Heilen verboten – Töten erlaubt* - Bertelsmann

Braun von Gladiß, Karl-Heinz - *Das biologische System Mensch* - Selbstverlag

Braun von Gladiß, Karl - *Salutogenesebuch* - Selbstverlag

Brown, Townsend - *Forschung in Fesseln* - VAP

Buchwald, Gerhard - *Impfen, das Geschäft mit der Angst* - Emu

Burger, Guy Claude - *Die Rohkosttherapie* - Heyne

Burgerstein, Lothar - *Handbuch Nährstoffe* - Haug

Daunderer, Max - *Gifte im Alltag* - C.H . Beck

Daunderer, Max - *Handbuch der Amalgamvergiftung* - Ecomed

Daunderer/ Roth - *Giftliste* - Ecomed

DeMeo, James - *Der Orgonakkumulator* - 2001

Diamond, John - *Der Körper lügt nicht* - VAK

Dr. med. In. - *Patient Nebensache* - Hanser

Duesberg, Peter - *AIDS* - Michaels

Feichtinger/Niedan - *Praxis der Biochemie nach Dr. Schüssler* - Haug

Ford, Robert S. - *Nahrungsmittel die entschlacken – Ursache und Behandlung der verstopften Arterien* - Uhldingen

Furchert, Bruno - *Krankheiten aus dem Raum* - Yin-Yang

Fuchs, Richard - *Das Geschäft mit dem Tode* - Patmos

Griffin, Des - *Wer regiert die Welt?* - Lebenskunde

Grimm, Hans Ulrich - *Die Suppe lügt* - Knaur

Grimm, Hans Ulrich - *Aus Teufels Topf* - Klett-Cotta

Häge, Walter - *Bachblüten und Edelsteintherapie* - Modul

Häge, Walter - *Die Grundsanierung des 'Biologischen Systems Mensch'* - Radionik

Häring, Christiane H. I. - *Mykosen ganzheitlich betrachtet – Leitfaden zur Diagnostik und Therapie* - Pro Medicina

Häring, Christiane H. I. - *Dunkelfeld Blutdiagnostik nach Dr. Wilhelm von Brehmer - Bioelektronische Diagnostik nach Vincent* - Pro Medicina

Hartmann, Ernst - *Krankheit als Standortproblem* - Haug

Harnich, Günther - *Die Ölziehtherapie* - Turm

Hartenbach, Walter - *Die Cholesterin-Lüge* - Herbig

Hauschka, Rudolf - *Ernährungslehre* - Klostermann

Heepen, Günther - *Schüssler Salze – 12 Mineralstoffe für Ihre Gesundheit* - Gräfe & Unzer

Hellemann, Silvio - *Der Ratgeber für Ruhelose* - Synergia

Hellemann, Silvio - *Ständig unter Strom – Erste Hilfe bei Elektrosmog* - Synergia

Hellemann, Silvio - *Funklos glücklich! Unerwünschten Strahlungen ein Schnippchen schlagen* - Synergia

Höting, Hans - *Heilkraft des Urins* - Goldmann

Höting, Hans - *Lebenssaft Urin* - Goldmann

Humble, Jim - *MMS – Der Durchbruch* - Mobiwell

Hutter/Ribbe - *Futter fürs Volk* - Droemer

Jentschura/Lohkämper - *Zivilisatoselos* - Selbstverlag

Karstädt, Uwe - *Entgiften statt Vergiften* - TAS

Köhler, Bodo - *Biophysikalische Informations-Therapie* - Fischer

Koehof/Humble/Storch - *MMS – Krankheiten heilen* - Jim Humble

Köhnlechner, Manfred - *Die Heilkräfte des Weins* - Herbig

Krafeld/Lanka - *Impfen – Völkermord im 3. Jahrtausend* - Klein-Klein

Kremer, Heinrich - *Die stille Revolution der Krebs- und Aidsmedizin* - Ehlers

Langbein/Ehgartner - *Das Medizinkartell* - Piper

Lassek, Heiko - *Orgon-Therapie - Heilen mit der reinen Lebensenergie* - Scherz

Lazarus, Petra - *Pilze und Parasiten im Blut. Neue Erkenntnisse aus der Dunkelfeld-Diagnose* - Knaur

Lebedewa, Tamara - *Krebserreger entdeckt! Entstehung, Vorsorge, Heilung* - Driediger

Lebedewa, Tamara - *Unheilbare Krankheiten. Wege zur Heilung bei Diabetes, Unfruchtbarkeit, Adenom, Multipler Sklerose und anderen chronischen Erkrankungen* - Driediger

Lebedewa, Tamara - *Reinigung - Entschlacken und entgiften Sie Ihren Körper* - Driediger

Lebedewa, Tamara - *Blutatlas - Atlas der Blutzellen und Parasiten des menschlichen Körpers* - Driediger

Lipton, Bruce - *Intelligente Zellen* - Koha

Maes, Wolfgang - *Stress durch Strom und Strahlung* - Gesundes Wohnen

Malin, Lisa - *Die schönen Kräfte – Heilen in verschiedenen Dimensionen* - 2001

Mau, F. P. - *EM* - Goldmann

May-Ropers, Christiane - *Nie wieder sauer* - Herbig

Mindell, Earl - *Die Vitamin Bibel* - Heyne

Möntmann, Hans - *Achtung Arzt!* - Knaur

Moss, Ralph - *Fragwürdige Chemotherapie* - MVS

Newerla, Peter - *Strahlung und Elektrosmog* - Neue Erde

Paranijpe, Vasant - *Homa Therapie* - Selbstverlag

Popp, Fritz-Albert - *Die Biologie des Lichts – Grundlagen der ultraschwachen Zellstrahlung* - Paul Parey

Popp, Fritz-Albert - *Die Botschaft der Nahrung* - 2001

Popp, Fritz-Albert - *Polarität und biologische Funktionen* - Acta Medica

Raba, Peter - *Göttliche Homöopathie* - Andromeda

Rath, Matthias - *Warum kriegen Tiere keinen Herzinfarkt?* - Selbstverlag

Rauer, Harald - *Das Radionik Praxishandbuch* - Anima Mundi

Rhodes, Richard - *Tödliche Mahlzeit* - Hoffmann & Campe

Rippe/Madejsky/Aman/Ochsner/R. - *Paracelsusmedizin* - AT

Rüsch, Hans - *Die Pharma Story - Der große Schwindel* - Hirthammer

Rummel, Gerhard - *Bioresonanz, die große Chance* - Mosaik

Schäfer, Andrea - *Zum Wohl mit Rotwein* - Goldmann

Schlegel, Jens - *Orgon – Lebensenergie der Schöpfung* - Lichtquell

Schmidt, Paul - *Symphonie der Lebenskräfte* - Rayonex

Smith, Larry - *MMS – Der natürliche Viruskiller* - Silberschnur

Selbsthilfegruppe Mündige Bürger - *Heilkunst von morgen* - Selbstverlag

Senf, Bernd - *Die Wiederentdeckung des Lebendigen* - Omega

Tansley, David - *Radionik* - Synthesis

Thomas, Carmen - *Ein ganz besonderer Saft – Urin* - Piper

Treutwein, Norbert - *Übersäuerung* - Nordwest

Warnke, Ulrich - *Risiko Wohlstandsleiden* - Popular Akademik

Will, Reinhold - *Bioresonanztherapie – Mit körpereigenen Schwingungen heilen* - Jopp

Zittau, Jörg - *Schmerzen lindern mit Magneten* - Südwest

Zychta, Harald - *Organon der Ganzheit* - Haug

Falls vergriffen:

www.syntropia.de
www.zvab.com
www.abebooks.de
www.amazon.de
www.buchhandel.de
www.findmybook.de

Kapitel XVII

Herstellung oder Bezug

„Nur wer seine Rechnungen nicht bezahlt, darf hoffen, im Gedächtnis der Kaufleute weiterzuleben."

Oscar Wilde, Dichter und Lebemann

Natürlich kann man sich MMS1 auch selbst herstellen. Das hat aber ein paar echte Nachteile, denn man muss die benötigten Chemikalien im Großhandel kaufen und dem entsprechend groß ist das Gebinde. Humble spricht in diesem Zusammenhang von 100 Liter Fässern. Die Qualität wird in aller Regel als „technische Qualität" definiert, und darf folglich jede Menge an Verunreinigungen enthalten. Dazu kommt noch der handwerkliche Aufwand und weitere kleine Kosten für die benötigten Materialien. Wer es dennoch versuchen will, dem empfehle ich das Kapitel 16 („Wie Sie MMS in Ihrer Küche herstellen können") in Jim Humbles Buch, wo er haarklein darlegt, wie genau vorzugehen ist. Ich habe mir meinen sauberen Stoff aber immer über das Internet[165] besorgt, denn ich sehe nicht ein, dass ich einen derartigen Aufwand betreiben muss, für die geringen Mengen, die ich de facto benötige. Auch ist die chemische Ausgangsqualität viel besser, als die, welche ich als Laie regelmäßig bekommen würde.

---

165 www.mmsquelle.ch

Kapitel XVIII

Internetseiten zur weiteren Information

www.jimhumblemms.de/ (Hier kann man sich den ersten Teil des Buches von Jim Humble kostenlos herunterladen. Sollte auf jeden Fall gelesen werden!)

www.gesundheitlicheaufklaerung.de/mms-eine-ganzheitliche-therapie

www.nexus-magazin.de/artikel/lesen/mms-eine-ganzheitliche-therapie

www.zeitenschrift.com/magazin/59_mms.ihtml

www.awake.to/mms_vortrag_von_dr_peter_rohsmann.html

www.razyboard.com/system/morethread-mms-miracle-mineral supplemen...

www.iotronic.de/pdfs/presse/vortrag_fbmt_2007_text.pdf

www.mms-natriumchlorit.de/jim_humble/index.html

www.youtube.com/user/jcpsoriasis#p/u/25/tRNOIu_PWMI

www.youtube.com/user/jcpsoriasis#p/u/0/SOuFq4fE22Q

www.josef-stocker.de/gesund11.htm

www.miraclemineral.org/

www.mmsanswers.com/

www.genesis2church.org/

www.mmstrainingcourse.com/

www.jim-humble-mms.de

www.miraclemineral.org/

www.jimhumble.biz/

www.biotechnologie-pharmazie.suite101.de/article.cfm/
mms-miracle-mineral-supplement-in-der-praktischen-anwendung

www.mms-selbsthilfe.de/

www.mms-salzsaeure.de/

www.dasneuelicht.com

www.Jim-Humble-Verlag.com

www.MMS-Central.com

www.MMSnews.org

www.jimhumble.biz

www.jimhumblefoundation.org

www.MMSmedicalresearch.com

www.zeitenschrift.com

Kapitel XIX

Der Autor über sich selbst

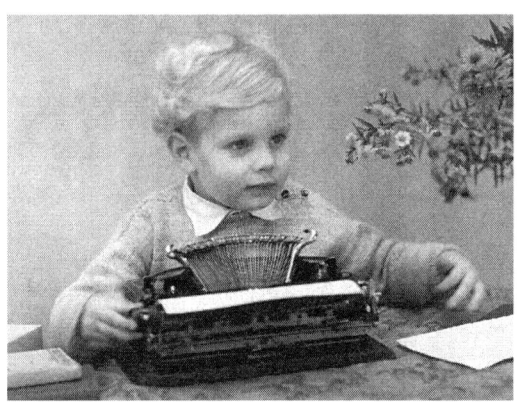

Als die Menschheit auf mich los gelassen wurde

Geboren wurde ich wie viele andere Kinder heutzutage auch in einer amerikanischen Besatzungszone. Das war seinerzeit in GerMoney kurz nach dem Zweiten Weltkrieg, der meine und Beethovens an und für sich hübsche Geburtsstadt dann doch etwas ramponiert hatte. Zwar standen 1953 in der Kommune bereits wieder ein paar kulturträchtige Gebäude wie Finanzamt, Knast und Krankenhaus, aber der Schock und Schreck saßen den gebeutelten Alten doch noch mächtig in den kriegsmüden Knochen. Deshalb stürzten sich im westlichen Wirtschaftswunderland alle wie wild aufs Geldverdienen. Für die am Steuer brummte deshalb schön die Steuer, weil das Bruttosozialprodukt infolge der nimmermüden Klotzerei steil anzog. Damit das möglichst so blieb, wurde der weitere Anstieg in Form von Wirtschaftswachstum von der ReGIERung der Bonner Republik gleich als Rechtsgut an und für sich festgeschrieben. Leider hielt sich das nicht immer an die ergangene Gesetzgebung, im Gegenteil. Eigentlich je länger alles währte desto weniger.

Tja, so harmonisch war das Leben in den frühen Sechzigern des (aller-)letzten Jahrhunderts: agile Unternehmer unternahmen, Studenten studierten, Huren hurten und arme Arbeiter arbeiteten wie nie zuvor. Die Würde des Menschen war unantastbar, aber das wussten sie nicht, denn für die Kulis war „würde" der Konjunktiv von werden. Eigentum verpflichtete, das war schon eher bekannt, vor allem aber zu mehr davon auf Kosten anderer. Und so sahen aus ihren hehren Gefilden die (un-)wichtigen Amts-Träger all den Lasteneseln bei der Plackerei wohlwollend über ihren Formularübersäten Schreibtisch zu. Schließlich saßen doch alle im selben Boot, wenn auch die unteren Chargen wie Galeerensträflinge rudern mussten, während sich die Bon(n)zen am gut geölten Ruder im Takt der Wahlen abwechselten. Als ein paar Jahre später aufgehetzte Studiosi und Malocher etwas zur Richtungsänderung seitens des Staatsschiffes unternahmen, musste mancher Unternehmer etwas unternehmen um nicht selber arbeiten zu müssen. Für die Amts-Diener änderte sich wieder einmal nichts. Sie verwalteten, besteuerten und bestraften wie gewohnt das Fußvolk im Namen des deutschen Volkes – auch Strafgelder summieren sich zu erklecklichen Sümmchen. Dazu wurde im gesellschaftlichen Hintergrund „Love is all you need" die (S)hitparaden rauf und runtergenudelt, denn mit der Liebe zum Geld anderer geht alles viel besser und alles wird gut.

Vae victis! Als Nachkriegsdeutscher hatte man es nicht wirklich leicht. Als Kinder der Kriegsverlierer im historischen Abseits auf der wackeligen Strafbank gelandet mussten auch wir gezwungenermaßen „die Ärmel aufkrempeln und in die Hände spucken". Vor allem mussten wir die „Demokratie" ganz neu erlernen, davor hatte sie ja bekanntlich zweimal böse gefloppt. In einer stattlichen Reihenfolge sah ich dazu viele staatliche Einrichtungen zuerst von innen und endlich von außen: Kindergarten, Volksschule, Gymnasium, Zivildienst und Universität. Danach hätte laut Aussagen einiger abgehalfterter Verwandten theoretisch sofort das „Dolce Vita", die steile Karriere, begonnen, aber irgendwie reicht(e) es bei den meisten mir bekannten Schulabgänge(r)n immer nur für ein stinknormales Arbeitsleben mit deutlich weniger Höhen als Tiefen und mehr Aus- als Einkünften. Mit Geld haben viele im Volk keine großen Probleme, schließlich haben sie keines. Aber da sich Arbeit ja irgendwie ein bisschen lohnen muss gibt man ihnen einen zinsträchtigen Dispo-Kredit, der mit zusätzlicher Plackerei ihrerseits abgetragen werden muss. So schafft man Arbeitsplätze und sozialen Frieden und üppigen Reichtum für einige Wenige. Die gesellschaftliche Realität entspricht in ihrem Über- und Unterbau in etwa der k(n)ackigen „Birth-School-Work-Death"-Theorie,[166] in der Praxis mehr einer Hühnerstiege, wo die ganz unten immer am meisten beschissen werden. Oder mit ganz anderen Worten: Cogito ergo Konsum – ich bin das, was ich verbrauche ohne es zu brauchen (gerade auch dann, wenn ich es mit Geld, das mir nicht gehört, gekauft habe um Nachbarn zu beeindrucken, die ich persönlich nicht mag).

Lehrjahre sind, wie man so schön sagt, keine Herrenjahre. Für mich jedenfalls waren sie im Großen und Ganzen eine enormer Leer-Lauf – schlimmer noch als olympischer Schmonzes in der SW-Glotze. In der tumben Schule fürs (Fuß-)Volk lernte ich lediglich Lesen und Schreiben, im humanistischen Gymnasium, das Heuchelei und Vitamin B fehlendes Wissen ersetzen können und in der ehrwürdigen Universität, dass man nie jemanden trauen sollte, bloß weil er einen ellenlangen akademischen Titel vor oder hinter dem Nachnamen hat. Trotz vieler Jahre zeitintensiver Schulung brachte man mir einfach nichts bei, was man im „richtigen Leben" braucht, noch nicht einmal die dringend benötigte Anpassung an die bestehende Un(ter)ordnung. Woher weiß ich, wie lange ich wem wo, warum, wann und wie oft und wie weit hinein kriechen muss? Wo muss man extra schmieren, um nicht zwischen den gut verschanzten Vorgängern und den übereiligen Nachzüglern auf halber Strecke eingeklemmt zu werden? Die viel gepriesene „Sozialisierung", besser als Vitamin B bekannt, ohne die in einer kulturlosen Zivilisation einfach nichts richtig klappen kann, wenn man hinter den „höheren Weihen" der Gesellschaft her ist, ist mir stets ein schleimiges Rätsel geblieben. Und das, was man uns über die parlamentarische DemoCrazy beigebracht hatte, stimmte auch nicht so ganz, wie ich später noch herausfand. Die Gesellschaft scheint in ihrer dekadenten Organisationsform irgendwie eher einer bekackten Hühnerleiter zu ähneln, wo die ganz Oben alle

---

166 The Godfathers

anderen unter sich immerzu bescheißen. Dieses Spiel geht über alle Zwischensprossen immer so weiter bis zur untersten Stange. Hier knubbelt und knotet sich der soziale Bodensatz, der den ganzen Dreck abkriegt, weil er über sich nur Arschlöcher hat.

Aber lassen wir die soziologischen Vergleiche auf sich beruhen. Jedenfalls hatte ich viele schlechte Lehrer und postpubertär leicht verklemmt und schwer verpickelt noch viel schlechtere Vorbilder. Doch unterm Strich war das alles in allem eine verdammt gute Schule, hart und gerächt. Durch den verqueren Domestizierungsdrill all der bornierten Leithammel (auch als „Pädagogen" bezeichnet) lernte ich für (nicht an!) mich selbst zu denken. Der ganze Erziehungsmüll hatte mir eine äußerst wichtige Lektion fürs Leben verpasst, eine, die vielen Mitbürgern vollkommen fehlt: Lasse dich niemals von äußerem Brimborium beeindrucken, alles Schall und Rauch.[167] Warum? Nun, letzten Endes freuen sich all die ausgehungerten Würmer und Bazilli auf jeden Corpus delicti gleichermaßen und zwar unabhängig ob in Sack oder Satin. (Wobei große Lumpen zumeist in Seide verscharrt werden, stimmt schon.) Wer, wenn nicht einmal ich selbst, würde bitte schön an mich glauben? Niemand – also tat ich es.

Wau, ich hatte eine wirkliche Ein-Sicht, einen knall- und stahlharten Durch-Blick, der nach klaren Konsequenzen wie einer kompromisslosen Umsetzung des hedonistischen Konzepts lechzte. Glücklicherweise hatte ich auch etwas aus der üblen (Vor- und Nachkriegs-)Geschichte – eigentlich dasselbe – gelernt. Deshalb beschloss ich, mich lieber gleich richtig selbst-ständig zu machen statt – wie das österreichische Vorbild meiner Vätergeneration – „Politiker zu werden". Ich wurde folglich freier Schriftsteller, weil ich für diese Arbeit weder einen Schlips tragen noch mich rasieren musste. Ganz im Gegenteil: Man erwartet von unsereinem Sachen, an die kein Stino[168] auch nur im Traum zu denken wagte. Meine Berufswahl habe ich niemals bereut, obwohl gute Bücher sehr viel harte Arbeit verlangen. Und der Frust frisst und nagt auch, denn leider wird

---

167 s. auch: www. alles-schallundrauch.blogspot.com
168 Stinknormaler

der "disclaimer" zu Beginn jeden Buchs entsprechend der galoppierenden Erosion der „Meinungsfreiheit" immer länger. Irgendwann kommt der Punkt, wo ein ganzes Buch nur noch aus dem „Haftungsauschluss" besteht. Spätestens dann bin ich sprach- und arbeitslos. Wer jetzt noch etwas zu sagen hat, führt dann am besten Selbstgespräche, damit er zumindest einen Zuhörer hat. Schließlich bedeutet Meinungsfreiheit doch alles das sagen zu können, was man möchte, solange bloß (k)einer zuhört.

Weitere Publikationen von Silvio Hellemann im Synergia Verlag:

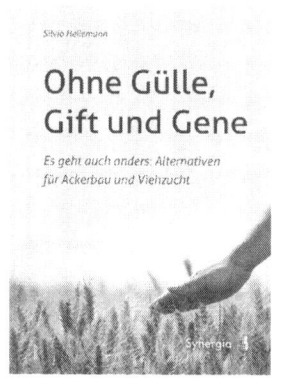

Ohne Gülle, Gift und Gene

Es geht auch anders: Alternativen für Ackerbau und Viehzucht

200 S., kartoniert
ISBN: 978-3-939272-84-7

Was ist da falsch gelaufen? Letzten Endes muss die Landwirtschaft doch dem Menschen und nicht dem Profit dienen. Ackerbau und Viehzucht sollen unser Leben verbessern, nicht verschlechtern – und zwar nachhaltig. Schließlich haben wir eine Verantwortung unseren Kindern gegenüber.

Die heutige industrielle Agrarproduktion hat mit Mutter Natur nahezu nichts mehr am Hut. Herausholen, was geht – ohne Rücksicht auf die Verluste anderer. Die Folgen dieser abgrundtiefen Ignoranz dem Kreislauf des Lebens gegenüber spüren wir bereits am eigenen Leib. Die rücksichtslose Wirtschaftsweise wird zwar inzwischen aufgrund der zahlreichen Konsequenzen allgemein kritisch beäugt, doch Abhilfe großen Stils fehlt aufgrund der sogenannten „ökonomischen Zwänge".

Moderne Landwirtschaft geht einen anderen, besseren Weg: Zahlreiche alternative Ansätze, wie die in diesem Buch vorgestellte energetische Land- und Wasserwirtschaft sowie die Verbindung traditionellen Wissens mit modernen Erkenntnissen können das Ruder herumreißen.

Funklos glücklich

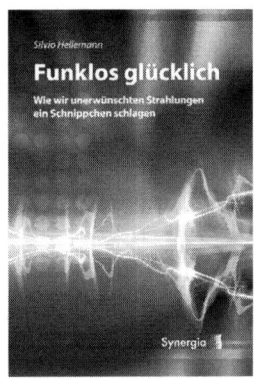

Wie wir unerwünschten Strahlungen ein Schnippchen schlagen

172 S., kartoniert
ISBN: 978-3-939272-04-5

Strahlung umgibt uns nahezu überall – sei es natürliche Erdstrahlung oder von Menschen verursachter Elektrosmog. Beides kann die Lebensqualität stark beeinträchtigen, sogar schwere Krankheiten hervorrufen. Wie kann man sich davor schützen? Der Geo- und Baubiologe Silvio Hellemann erklärt Ursachen und Wirkung der Strahlen – und wie man sich vor ihnen schützt.

Ratgeber für Ruhelose

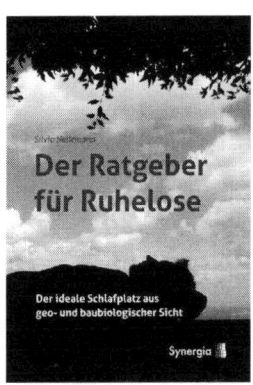

Der ideale Schlafplatz aus geo- und baubiologischer Sicht

120 S., m. Abb., kartoniert
ISBN: 978-3-940392-99-2

Laut Umfragen klagt über 50 % der Bevölkerung über Schlafstörungen, weiß sich aber zumeist nur mit Tabletten dagegen zu helfen. Das kann die Lösung auf Dauer nicht sein, denn viele Hunde sind des Hasen Tod. Was also tun? Silvio Hellemann, erfahrener Profi in Dingen Schlafplatzsanierung, nimmt sich in seinem einmaligen „Ratgeber für Ruhelose" dieser Problematik gekonnt und humorvoll an. Ohne in Fachchinesisch oder langwierige Exkurse zu verfallen, beschreibt er, welche Faktoren beachtet werden sollten, um endlich wieder den verdienten Schlaf zu finden. Natürlich wird dabei auch der allgegenwärtige Elektrosmog ausführlich und für Laien verständlich erklärt, so dass der Leser genau ins Bild gesetzt wird.

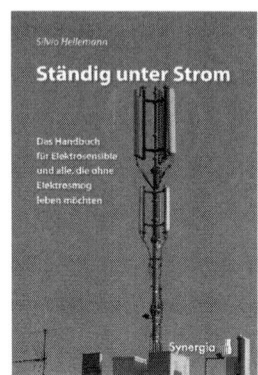

Ständig unter Strom

Das Handbuch für Elektrosensible und alle,
die ohne Elektrosmog leben möchten

416 S., m. Abb., kartoniert
ISBN: 978-3-940392-88-6

Dieses Buch bietet die richtige Mischung aus fundierten Informationen über die Entstehung von „Elektrosmog", physikalisch-technischen Erläuterungen und vielen Tipps für Elektrosensible. Der Autor berichtet aus eigenem Erleben über baubiologische sowie therapeutische Möglichkeiten, die das Leben für Elektrosensible erleichtern können. Er beschreibt zum Beispiel viele Verfahren der baubiologischen Messung, der Abschirmung, der Entstörung sowie der Schlafplatzsanierung. Das Buch wird durch viele Zitate, Lesetipps zu den angesprochenen Themen und ein ausführliches Literaturverzeichnis, sowie durch Verzeichnisse wichtiger Adressen und Internet-Informationsquellen abgerundet.

Alle Titel sind im Buchhandel verfügbar und können bei der Synergia Auslieferung bestellt werden.

info@synergia-auslieferung.de   +49 (0) 61 54 - 60 39 5-0

www.synergia-auslieferung.de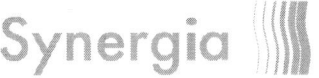